通俗中医药丛书第二辑

# 古方今病

## ——“现代病”的中医解读

林丽珠 薛暖珠 著



科学技术文献出版社
SCIENTIFIC AND TECHNICAL DOCUMENTATION PRESS

**图书在版编目（CIP）数据**

古方今病："现代病"的中医解读／林丽珠，薛暖珠著．—北京：科学技术文献出版社，2012.4

（通俗中医药丛书．第二辑）

ISBN 978-7-5023-7066-4

Ⅰ.①古… Ⅱ.①林…②薛… Ⅲ.①常见病－中医疗法 Ⅳ.① R24

中国版本图书馆 CIP 数据核字（2011）第 215745 号

**古方今病——"现代病"的中医解读**

策划编辑：樊雅莉　责任编辑：樊雅莉　责任校对：赵文珍　责任出版：王杰馨

出　版　者　科学技术文献出版社

地　　　址　北京市复兴路 15 号　邮编 100038

编　务　部　(010)58882938，58882087(传真)

发　行　部　(010)58882868，58882866(传真)

邮　购　部　(010)58882873

官 方 网 址　http://www.stdp.com.cn

淘宝旗舰店　http://stbook.taobao.com

发　行　者　科学技术文献出版社发行　全国各地新华书店经销

印　刷　者　北京金其乐彩色印刷有限公司

版　　　次　2012 年 4 月第 1 版　2012 年 4 月第 1 次印刷

开　　　本　710×1050　1/16 开

字　　　数　129 千

印　　　张　9

书　　　号　ISBN 978-7-5023-7066-4

定　　　价　34.00 元

# 通俗中医药丛书第二辑
## 编委会

# 序

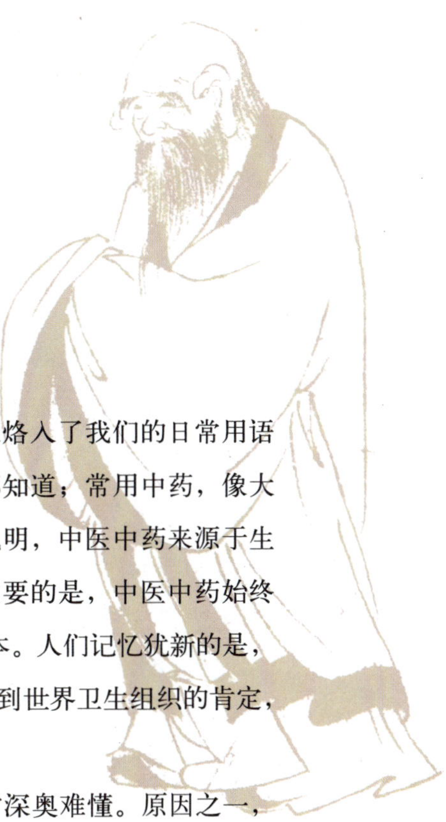

说起中医，人们并不陌生，它的不少术语早已深深烙入了我们的日常用语之中。像“上火”、“中风”、“湿热”，一说大家都知道；常用中药，像大枣、生姜，也是饮食中常用的佐料，药食两用。这都说明，中医中药来源于生活，是非常生活化的医学，“百姓日用而不知”。更重要的是，中医中药始终保持着良好的临床疗效，能解决问题，这是它立足的根本。人们记忆犹新的是，在 2003 年抗击“非典”中，中医药取得很好的疗效，得到世界卫生组织的肯定，也给老百姓温习了一次生动的中医实践课。

但是现在一般的老百姓，讲起中医理论会觉得非常深奥难懂。原因之一，恐怕与近代以来，我们对传统文化的传承不足有关。自从鸦片战争后，有些人对本民族文化失去了自信心，对传统文化的批判过了头。缺乏了传统文化的根基，对中医理论也就难以很好地理解。像“阴阳”、“气”、“风”等生理病理概念，离开其临床基础和文化背景，就不好体会了。

中医理论“难懂”的另一个原因，是人们习惯于用西医的观念来看问题。中小学的常识课、生理卫生课，教的都是西医的知识。这些知识当然很有用，但对中医的理论绝口不提，反映的仍然是民族自信心缺失的问题。中西医是不同理论体系的医学，用西医的思维来看中医，就不容易理解。要知道中医某些貌似“不科学”的说法背后，其实有着大科学的内涵，我们不能用西医的标准作为“科学”的标准。

在 21 世纪，我们必须重新对我们优秀的中华文化树立起信心并加以发扬，以造福于世界和人类。广东省建设“中医药强省”，除了医疗、科研、教学和药业等各条战线的努力外，向老百姓宣传和普及中医，更是必不可少的一项工作。普及并不是要求人人都能完全学懂中医，但是希望能够通过普及让人们可以了解中医理论的特点，知道中医的整体观和辨证论治，学会一些中医的养生防病原则，这对健康生活和防病治病是很有好处的。

应该说，中医的科普工作很有必要，但要做好却不容易。难就难在怎样把中医的高深理论，用现代的语言很好地表达清楚，既要有科学性，也要力求通俗性。所以我认为，科普也应该属于科研工作。《通俗中医药丛书》的作者在这些方面下了很大的工夫。丛书既介绍趣闻轶事与医史源流，又讲述医药原理与人文传统，语言明白晓畅，图文并茂，我作为一名医学工作者读起来也觉得趣味盎然，广大读者一定可以从中得到有益的知识。

中医中药是中华文化的瑰宝，也是世界文化的精华。人类不能没有中医。希望通过这套丛书，让更多的中国人，甚至世界各国人民，能够领略到中医药的独特魅力，更加了解和珍视中华民族的优秀传统文化。是为序。

邓铁涛

# 目　录



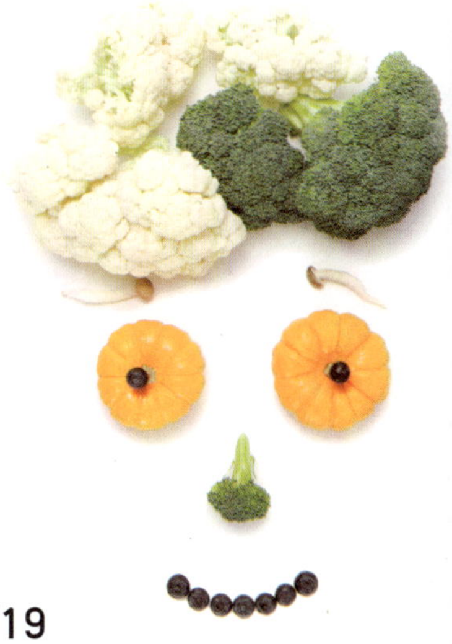

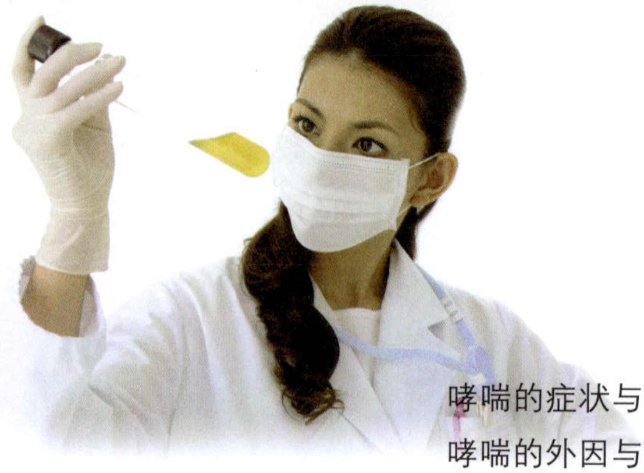

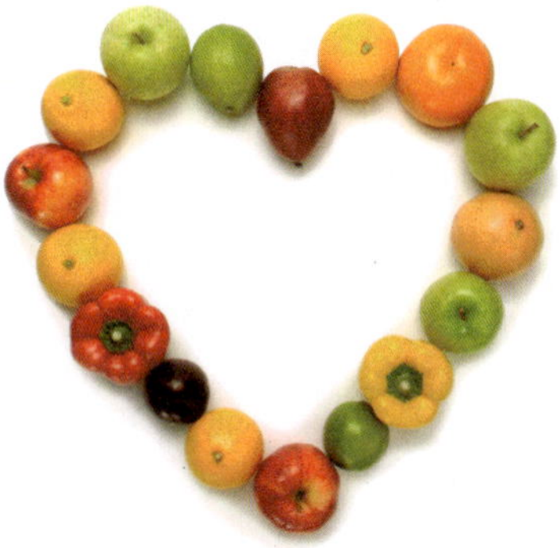

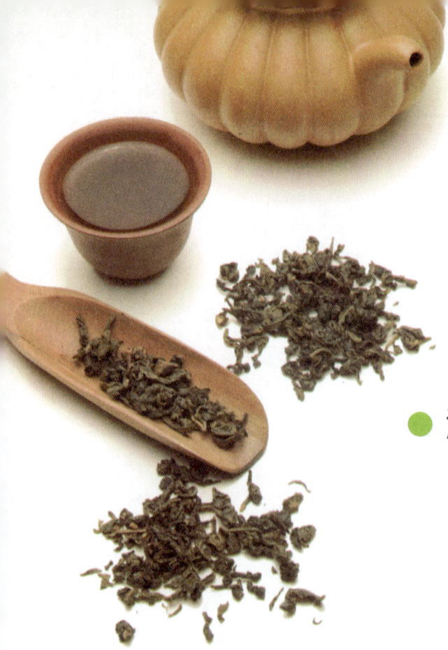

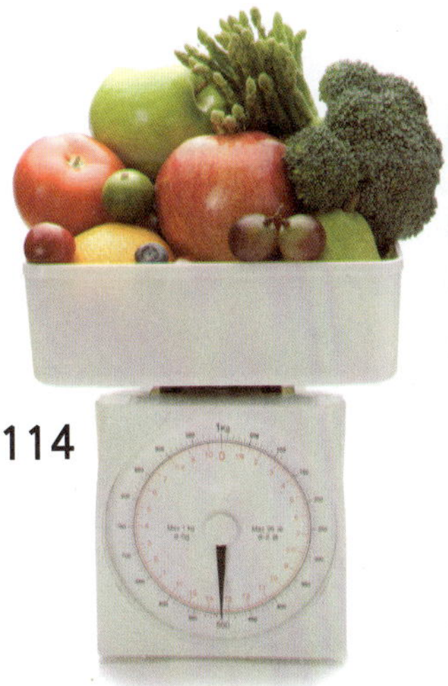

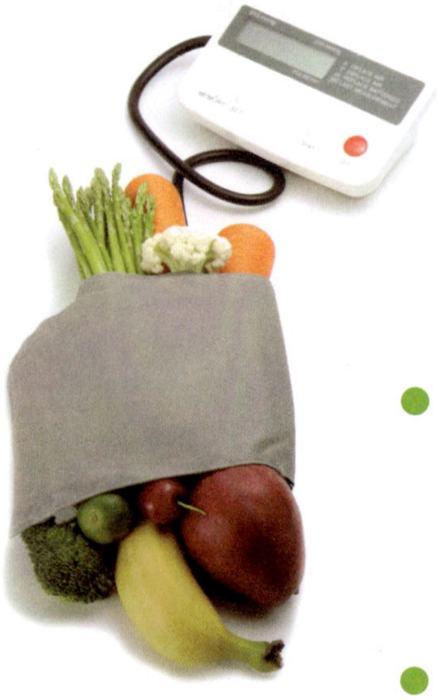

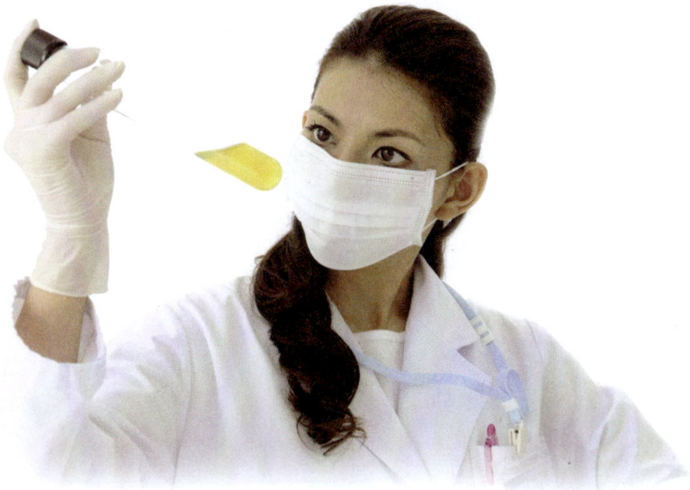

# 1 人人都会得感冒

## ——上呼吸道感染

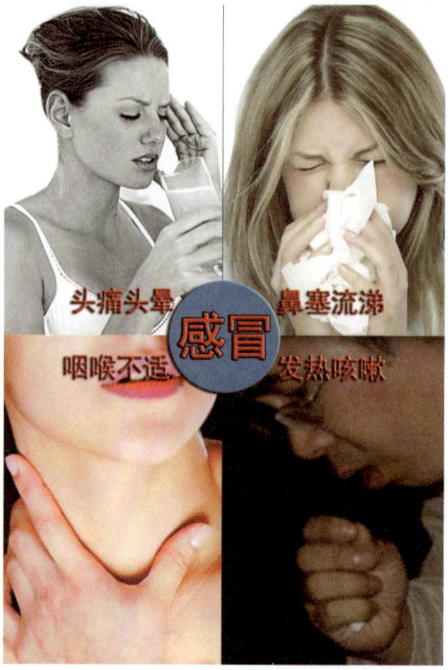

图1　感冒的常见症状

寒来暑往，秋收冬藏。气候的变迁、四季的更替是亘古不变的自然规律。然而，伴随着气候变化，有一种疾病常会趁机侵袭人体，人在其一生中总免不了它的困扰——那就是“感冒”，也就是西医所说的“上呼吸道感染”。

感冒看似司空见惯的小疾小恙，却是“百病之源”：心肌炎、肾小球肾炎、中耳炎等常因它而起；气管炎、支气管炎、哮喘等常由它诱发……及时、有效地防治感冒，不容忽视。在感冒的防治上，中医以其简、便、廉、验、副作用少的优点，受到老百姓的普遍青睐。那么，中医是如何认识和防治感冒的？它与现代医学有何不同？面对市面上种类繁多的治感冒中成药，我们该如何正确选择呢？读完这一章，您将会得到答案。

## 我们了解的感冒

感冒是我们最熟悉的疾病了，春夏秋冬皆可发生，男女老少皆可罹患。大家几乎都知道，一旦“感冒”了，人体就会出现打喷嚏、鼻塞流涕、咽痒咽痛、咳嗽、发烧、怕冷、头晕头痛、肌肉酸疼等不适——这是人们对于感冒症状的感性认识；大家还知道，什么情况下容易发生感冒，如淋雨受凉、汗出当风、天气变冷而无及时添衣加被、身体疲劳抵抗力下降的时候等，因而也懂得了相应的简单预防；甚至于感冒的简单治疗，捂被子发汗、喝红糖生姜水、吃银翘片、刮痧……大家也都耳熟能详。比如昨天就有一位朋友告诉我说她感冒了，我问有什么不舒服，她答道：“怕风，大热天却不敢吹风扇，而且喉咙不舒服，咳嗽，鼻塞……”没错，这确实是感冒的表现。我又问她：“那你看医生了没？”她答说：“没有，但我自己煮红糖生姜水喝了。”这是大家面对感冒一个再普通不过的例子。且不谈其诊断下得对不对、治疗方法是否得当，至少对于一种疾病，普通人都能够做到自我诊断并简单防治，已属不易。

尽管如此，我们对于感冒的了解其实还远远不够。究竟感冒是一种什么样的疾病？它是什么原因引起的？为什么感冒就会出现上述种种症状？诸如此类的问题，我们都还一知半解。再说到感冒的治疗，人们通常只了解到某些方法可以治疗感冒，却不知不同方法有不同的适应证。像刚才说的那位朋友，她就搞错了，结果喝了一天的红糖生姜水不但没有奏效，反而咽痛咳嗽的症状加重了。为什么会这样呢？不是红糖生姜水不能治感冒，而是她这个感冒用红糖生姜水是“药不对证”（请注意，是“药不对证”而不是“药不对症”）。缘何“药不对证”，请听后面分解。

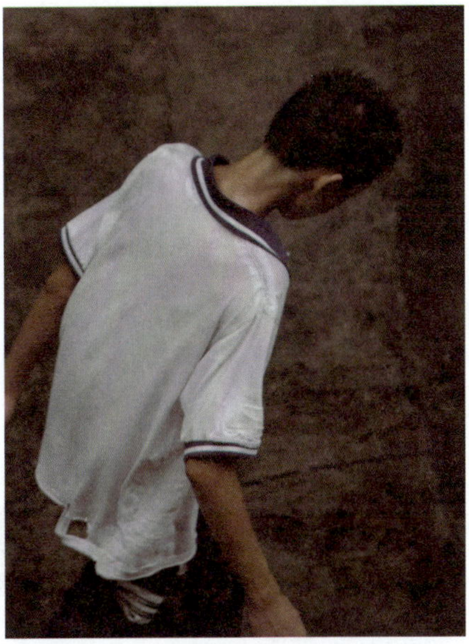

图 2　淋雨受凉是感冒原因之一

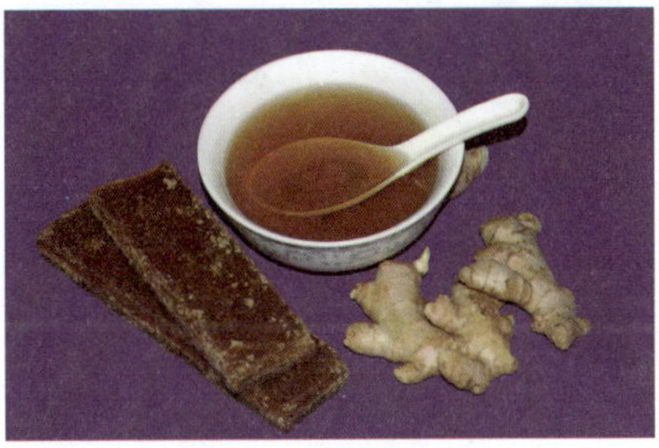

图 3　红糖生姜水

## 中医眼中的感冒

### 异常气候致病

冬去春来，寒来暑往，自然界气候变换、四季变迁是亘古不变的规律。古人认为，在大自然中存在风、寒、暑、湿、燥、火 6 种气候，称“六气”。六气不断运动变化，而产生了四季。每个季节都由一种气候主要主宰：春风、夏暑（火）、秋燥、冬寒、长夏湿（“长夏”指农历 6 月。此时气候多雨潮湿，故有长夏主湿的说法），称“四时气候”。这既是自然界的正常规律，也是万物生长的环境条件。

正常情况下，人体具有适应气候变化的调节机能，“六气”并不使人致病。但如果气候变化急剧或反常，超过人体的适应能力，或人体抵抗力下降，不能适应气候变化，正常的“六气”就变成过度的“六淫”而使人致病了。“淫”者，过度之意。“六淫”是“六淫邪气”的简称，也称“六邪”，即风邪、寒邪、暑邪、湿邪、燥邪、火邪，它们是一切外感病的主要致病因素。

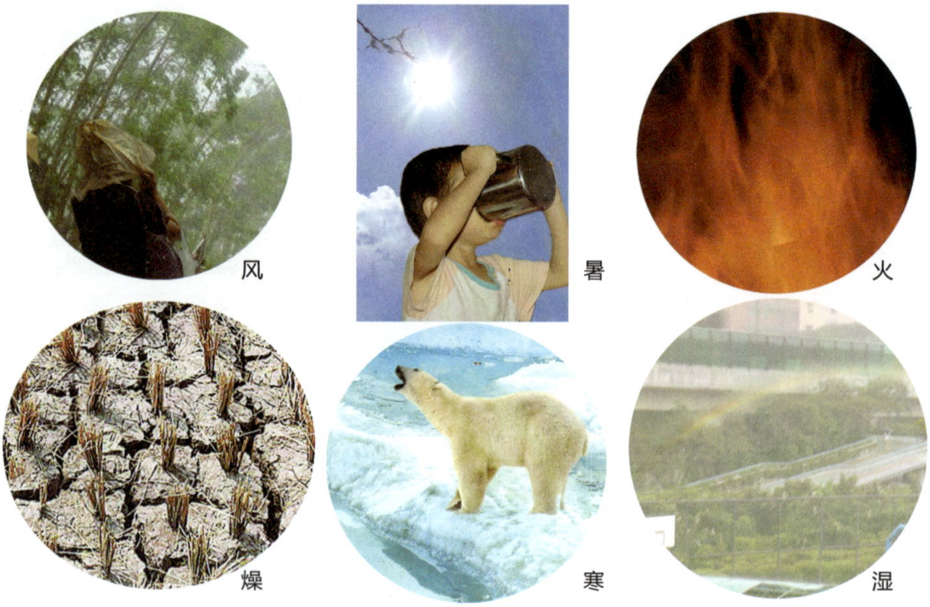


图4 “六气”与“六淫”

## 风为百病之长

感冒是最常见的外感病，又称“伤风”、“感风”、“冒风”。顾名思义，这是人体感受“风邪”所导致的疾病。六淫邪气中，风邪居首位。早在2000多年前的中医学奠基著作《黄帝内经》中就提到：“风者百病之始也……风从外入，令人振寒、汗出、头痛、身重、恶寒。”明确指出感冒的主要病因是外感风邪。那么，中医学里的“风邪”跟我们平常所认识的风是否一样呢？在中国文学里，李白陶醉于“风吹柳花满店香”；苏轼月下起舞，欲“乘风归去”——风常给人一种轻清飘扬的感觉。而中医也认为风性轻扬，故风邪致病常侵袭人体的上部（如头面、咽喉、肺）和体表肌肤。我们感冒时出现怕风、怕冷、发热的症状，是因为风邪侵袭了体表肌肤；出现头痛、头晕，是风邪侵犯头部；而鼻塞、喷嚏、流涕则是风邪侵犯鼻窍的表现；咽喉不适、咳嗽，是风邪侵袭咽喉、肺系的表现。

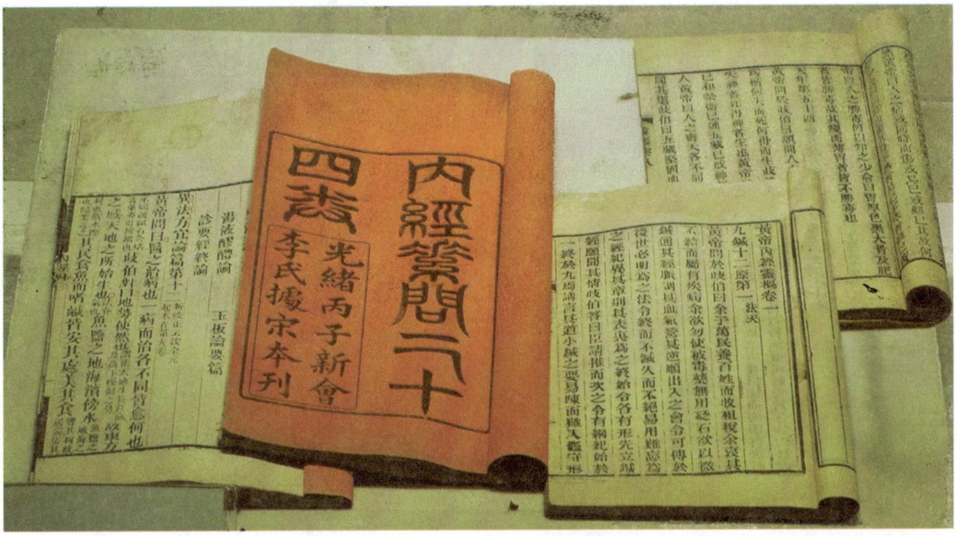


图5 《黄帝内经》书影

读到这里，读者可能疑惑了：刚才不是说“风”对应春天的气候吗？那么风邪致病是否只在春季呢？事实并非如此。我们不是有“四时感冒”的说法吗，也就是说一年四季都会有感冒。这又如何解释呢？

风是自然界最常见的气候现象，位居“六气”之首。它既是春天的主气，又流动于四时之中，与寒、暑、湿、燥、火五气相合，推动四季更迭。若四时气候反常，风气就会变成风邪，并可兼夹寒邪、暑邪、湿邪、燥邪、火（热）邪侵犯人体而致病。比如春多夹热、夏多夹暑湿、秋多夹燥、冬多夹寒，从而形成了四时感冒有风热、暑湿、风燥、风寒感冒等不同类型。由于风邪在外感六淫中的主导地位，中医学里有“风者百病之始”、“风为百病之长”的说法。

## 抵御外邪的体表防线

《韩非子·喻老》记载了一则有名的“讳疾忌医”的故事：战国时期，名医扁鹊觐见齐国国君齐桓公，发现国君有疾在“腠理”，于是告诉他要尽快治疗以防疾病深入，但齐桓公不信他；十天后再觐见，扁鹊告诉国君疾病已到“肌肤”，需尽快医治，齐桓公还是不当回事；又过十天，病入“肠胃”，齐桓公仍然不听

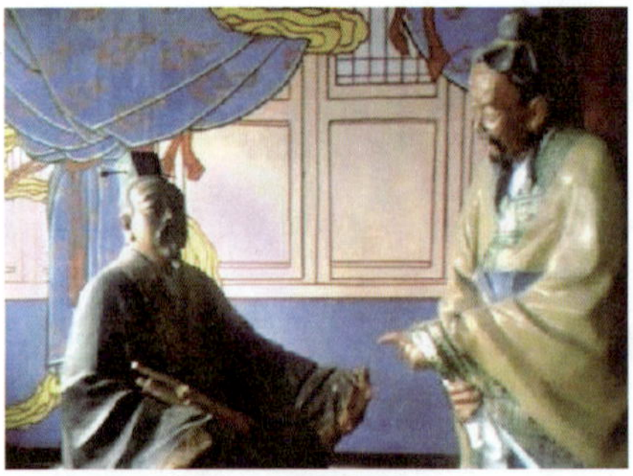

图 6　扁鹊见齐桓公

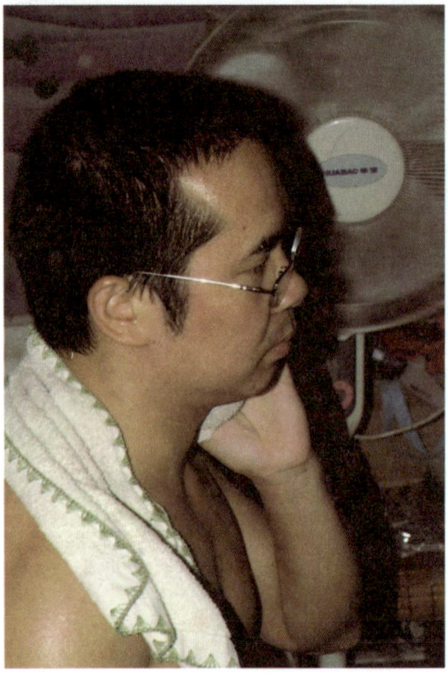


图 7　汗出当风易得感冒

扁鹊劝告；最后，齐桓公的病深入“骨髓”，无药可医而死。

故事中提到的“腠理”、“肌肤”、“肠胃”、“骨髓”实际上就是疾病由浅而深、由表入里、由轻至重的标志。其中，“腠理”是人体抵御外邪的第一道防线。“腠理”在哪里呢——体表皮肤、肌肉的纹理间隙。“腠理”发挥其防御功能，主要靠充盈于其内的一种气——卫气。“卫”者，防卫、防御之意。卫气发挥防卫固表的作用，抵御外邪的侵袭。我们感冒时出现怕冷、发热、头身疼痛等症状，实际上就是风邪侵袭体表，卫气奋起抗争的表现。中医说：“有一分恶寒，就有一分表证。”恶寒是怕冷的意思。我们感冒看中医时，医生总会问：“怕不怕冷？怕不怕吹风？”即是以此来判断患者是否存在感冒表证。

人的腠理有疏有密，卫气固表也有强弱之分。如果腠理疏松或卫气不固，则外邪容易侵袭人体，发作感冒等病症。腠理的疏密还影响着汗孔的开合和汗液的排泄。腠理疏松，表卫不固，则容易汗出。为什么出汗后吹风容易得感冒？为什么易出汗的人也易患感冒？原因都在于此。

除了体表之外，风邪侵袭人体的另一通道便是“肺系”——口、鼻、咽、气管等肺的附属器官组成的呼吸道。感冒时出现鼻塞、流涕、咽痛、咳嗽等症状，即是外邪侵袭肺系引起的反应。人体的肺和肺系中充斥着一种气，称“肺气”。它和卫气一样，具有抵御外邪的功能。肺气充实，则外邪不易入侵；肺气亏虚，则人体容易受邪而致感冒。由于肺和肺系与体表相通，人体肺气和体表卫气相互影响、共同发挥抵御外邪的功能，因此中医常将两者以“肺卫”并称。肺卫是人体抵御外邪的体表防线。

说到“肺系”，我们不妨来“解剖”一下人体的呼吸道。人体的呼吸道由鼻、咽、喉、气管、支气管及其在肺内的分支组成，分上下两部分，鼻、咽、喉组成上呼吸道，气管、支气管及其在肺内的分支组成下呼吸道。现代医学认为，当人体受凉、淋雨、过度疲劳时，可引起全身或呼吸道局部防御功能降低，这时原已存在于呼吸道或从外界侵入的病毒、细菌可迅速繁殖，引起鼻腔、咽部或喉部的急性炎症，称“上呼吸道感染”，即本章中所讨论的“感冒”。

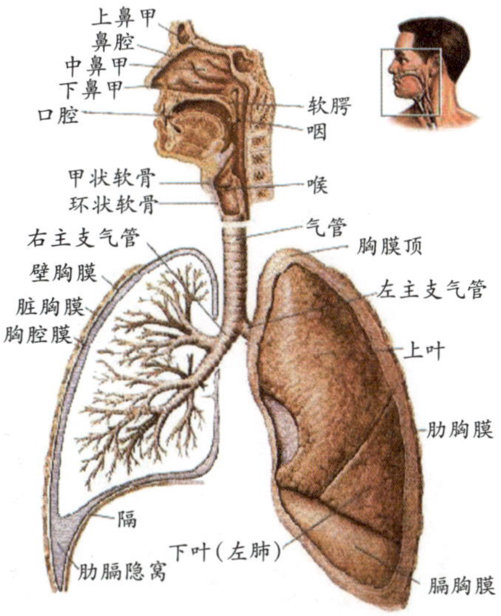


图 8　人体呼吸系统示意图

严格说来，感冒有普通感冒和时行感冒之分。普通感冒系感受风邪所致，故又有“感风”、“伤风”之称，不具有传染性，相当于西医的“上呼吸道感染”；时行感冒则是由具有传染性的疫疠病毒侵袭人体而致病，它相当于西医的“流行性感冒”。本章讨论的主要是普通感冒。

## 葫芦里的感冒药

### 驱邪外出

与西医的认识有所不同，中医认为，感冒是风邪侵袭人体，引起人体肺卫功能失调的一种外感病。因此，中医治疗感冒，并不像西医那样杀菌、抗病毒，而是驱除风邪——把侵入体表肺卫的风邪驱赶出去。

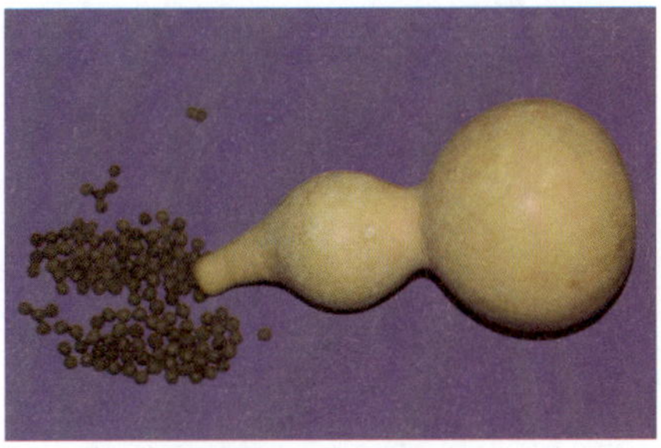

图 9　装药丸的葫芦

那么，怎么个赶法呢？中医自有妙法。《内经》里有一句话：“其在皮者，汗而发之。”意思就是说，邪气在体表皮毛的疾病，可以通过发汗的方法驱邪外出，这就是我们常说的“发汗解表”法，是中医治疗感冒的基本法则。

关于发汗解表，大家最熟知的恐怕就是捂被子发汗了。这方法源于东汉时“医圣”张仲景所撰写的《伤寒杂病论》。书中告诉我们，喝了治疗感冒的桂枝汤后，还要吃点热稀粥以助药力，再盖上被子让全身微微出汗，这样风寒邪气就会随着汗液排泄出体外了。

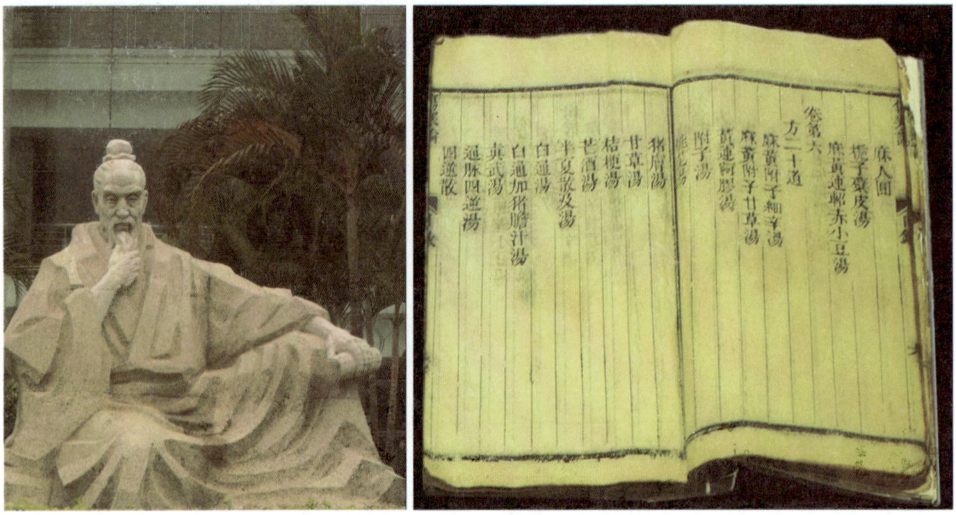

图 10　张仲景（雕塑）及其《伤寒杂病论》书影

其实，捂被子发汗只是中医治疗感冒的辅助手段，通过具有发汗驱邪功效的汤药治疗才是主要方法。我们根据感冒类型的不同——风寒型感冒、风热型感冒、外寒里热型感冒、阴虚外感型感冒、气虚外感型感冒等，分别施以发散风寒、发散风热、外散风寒兼内清里热、滋阴发汗、益气发汗等不同发汗解表汤药进行治疗。

根据患者的体质、感受风寒的轻重，发汗解表方剂还有轻剂、重剂之分。比如治疗风寒感冒的方剂中，麻黄汤的发汗解表、驱风散寒之力就比较强，而前面提到的桂枝汤则是调和解表，其发汗之力就小很多，所以还要借助被子捂汗。治疗感冒，“发汗”是要讲究“度”的。仲景医圣告诫我们，发汗不能太过，“不可令如水流漓，病必不除”。现在不少小伙子感冒后就故意拼命运动、打球，弄得大汗淋漓的，想通过这种“发汗”的方式来驱除感冒，其实是不可取的。感冒应该多休息以养护正气，而运动出汗太过反而会加重人体正气的损耗，不仅感冒病邪不除，还很容易引起再度感冒。

## 对“证”下药

感冒看似小病小恙，可治疗起来却大有学问。很多人都知道维 C 银翘片可以治感冒，但为什么有的人吃了有效，而有人吃了却毫不见好呢？我们到医院看中医门诊，也常发现，同样是鼻塞、流涕、咳嗽的症状，医生开的处方却大不相同。到底医生的葫芦里卖的什么药呢？

先听听一个小故事。孔子是我国古代伟大的思想家、教育家，不仅学识渊博、诲人不倦，而且善于根据每个学生的特点灵活施教。有一次，学生子路请教他：“如果听到了我认为好的意见，就马上去做，这样对吗？”孔子严肃地说：“不对。你做事不能自以为是，应该先听听长辈们的意见才对。”过了几天，另一个学生冉有，也向孔子请教同样的问题，孔子听后，竟立即很赞同地回答道：“当然对呀。只要听到了好的意见，你就应该马上去做才对。”这时，一直跟随在孔子身边的学生公西华，看到老师在回答同一个问题时，对两个人的答复正好相反，很不理解，就问孔子：“先生，您为什么要这样回答他们呢？”孔子笑着解释说：“因为冉有平常做事谨小慎微，顾虑重重，我要鼓励他勇往直前，所以教他听到了好的意

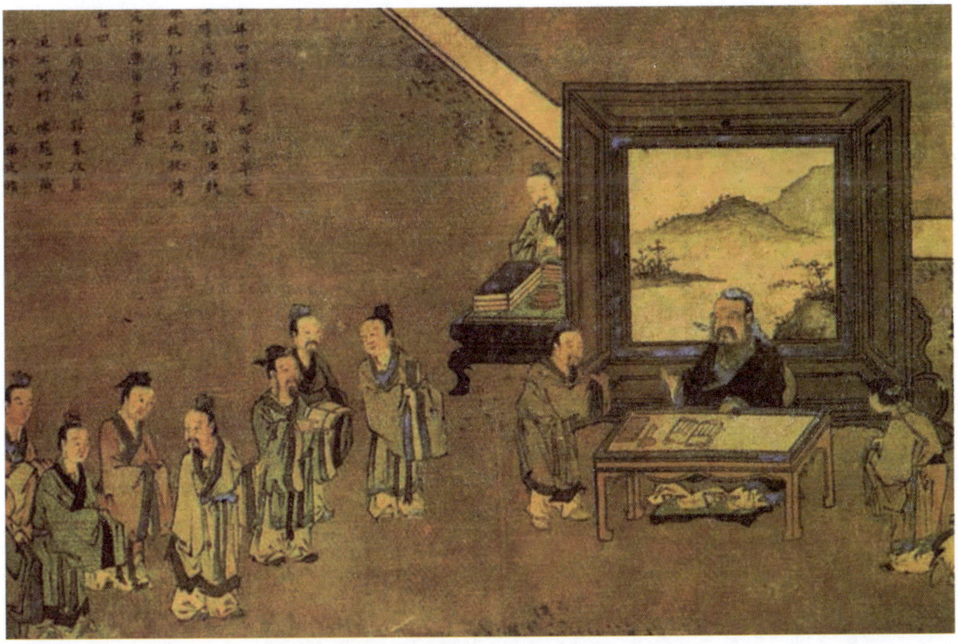

图 11　孔子为后世树立“因材施教”的榜样

见后，就马上做起来。而子路虽然勇敢，却比较鲁莽，所以我要他处事冷静一点儿、稳重一些，多听听长辈的意见，三思而后行。”

在教育上，孔夫子给我们树立了“因材施教”的典范。无独有偶，医学上讲究“对症下药”也为大家所共识。而中医看病，更是把这种观念进行到底，治病用药不仅要对症，还得对“证”才行。那么，什么是中医所谓的“证”呢？

我们不妨就前面我们谈到的那位朋友的病例进行探讨。朋友她说感冒了，怕风、咽喉不适、咳嗽、鼻塞，可是喝了红糖生姜水不仅不见好，反而咽痛咳嗽的症状加重。我说这是药不对“证”引起的。怕风、咽喉不适、咳嗽、鼻塞等，这是感冒症状没错；红糖生姜水可以解表治感冒，也没错。那究竟错在哪儿呢？当时我让她伸出舌头看看，就发现她的舌尖很红，舌苔薄黄——这是风热感冒在舌头上的反映；再细问她的症状，还有身热、口干口渴，而且咽喉灼热、鼻流浊涕、咳痰少而稠等——这是风热夹燥的症状表现；加之时令在立秋，暑热未退，秋燥已起。因此，综合时节节气、症状、舌脉表现，这位朋友的中医诊断应该是：感冒——风热夹燥证。朋友用的红糖生姜水，性味温散，适用的是风寒感冒，如今却误用于风热夹燥的感冒，无疑火上浇油。后来我让她尝试维 C 银翘片和夏桑菊冲剂，既疏散风热又润燥止咳，服后就明显见好了。

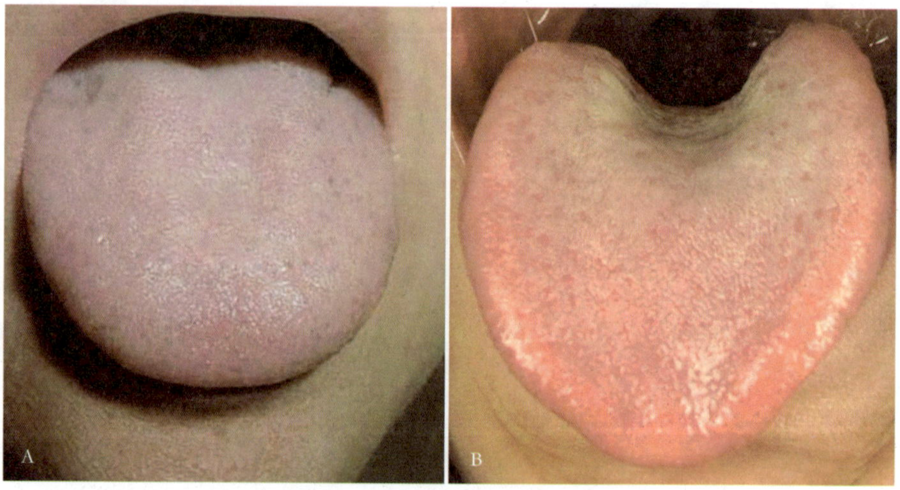


图 12　风寒感冒与风热感冒舌象对比

A. 风寒感冒：舌质淡红，舌苔薄白
B. 风热感冒：舌边尖红，舌苔薄黄

我们不妨再比较一下下面的感冒病案：

王某，男，42岁。患者于昨夜发热，体温38.9℃，今晨来诊仍发热，头痛，颈项强直，肢体酸楚而痛，流清涕，心泛欲呕、食减而不渴，脉浮紧、舌苔薄白……治当辛温发散以解表邪，拟麻黄汤加味主之……

这是现代名医吴佩衡治疗感冒验案之一。与前面那位朋友的病例对比一下，同样是感冒，但是治法却大不一样。前者采用的维C银翘片、夏桑菊冲剂治疗，药物多为凉性，功效辛凉疏散；而这里的麻黄汤加味，药用麻黄、桂枝、杏仁、法夏、防风、生姜、甘草，药性偏温，功效辛温发散。为什么呢？——“证”有所不同。前者是风热夹燥证，后者却是风寒表实证。本例患者发热、头痛、颈项强直、肢体酸楚而痛、鼻流清涕、不渴、无汗等症状以及脉浮紧、舌苔薄白，是外感风寒表实证之证候，与前面患者风热夹燥证显然不同。

同样一个感冒，患者可能都有头晕头痛、鼻塞流涕、咽喉不适、发热咳嗽等症状，但在不同患者身上，又会表现出不同的特征来：有的患者头晕厉害些，有的头痛厉害些；有的发热严重些，有的怕冷明显些；同样鼻塞流涕，有的患者流清涕，有的流浊涕；同样是咳嗽，有的患者是干咳，有的咳嗽咯白稀痰，有的咯黄稠痰；同样的咽喉不适，有人是咽痒，有人是咽痛。此外，患者的舌、脉表现也各有不同：有的人舌边尖红苔薄黄，有的舌淡苔薄白；有的脉浮数，有的脉浮紧。根据以上症状、体征以及患者的其他病情资料，感冒可以“辨”出不同的“证”来：风寒证、风热证、外寒里热证、阴虚外感证、气虚外感证……而针对不同的“证”就要采用不同的治法方药：风寒者要驱风散寒解表，用麻黄汤、桂枝汤之类辛温发散的药方；风热者疏风清热解表，用银翘散、桑菊饮之属的辛凉疏散方剂；外寒里热者要外散风寒，内清里热；虚人外感者则要解表兼以补虚，或滋阴，或温阳，或益气，或养血。这就是中医 “辨证论治”的过程。

## 三因制宜

同样的感冒，在不同的季节、不同的地理环境、不同性别和年龄的患者身上，也会表现出不同的特征。因而中医治疗感冒，还强调因时、因地、因人制宜，有的放矢，灵活辨治。

## 因时制宜

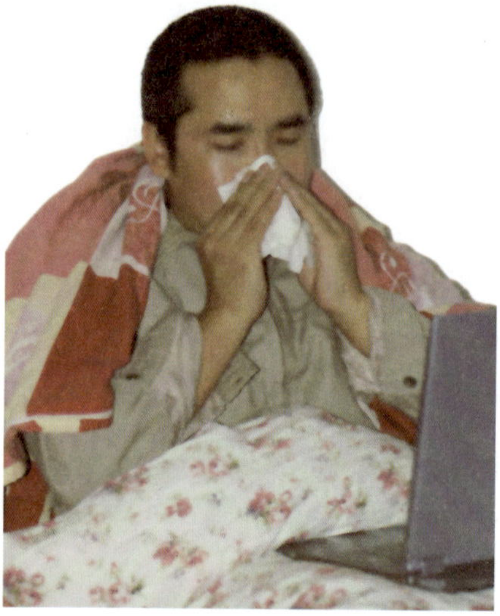

图 13　着凉

前面提到，感冒是最常见的外感疾病，其病因是风邪为主导的六淫邪气侵袭人体，而六淫邪气来自于不正常的气候变化。因此，感冒一病，与气候关系最为密切。相信这一点大家也都有切身体会。感冒还有另外一个俗称——“着凉”，也说明了这一点。

由于四时有风、寒、暑、湿、燥、火（热）气候的不同，因此，不同季节、气候的感冒会呈现出不同的特点。春天，气候由寒转暖，空气潮湿濡润，那么春初就容易得风寒夹湿的感冒，患者会表现出恶寒发热、无汗、头痛、脖子僵硬不适、四肢酸痛、鼻塞流清涕、咽痒、咳嗽痰白稀等症状，那么治疗上就要采用解表散寒祛湿的药物如羌活、防风、苍术、白芷等；晚春、夏初则常见风热感冒，此时的感冒会表现为发热比较明显、恶寒轻、出汗、鼻流稠涕、咽痛、口干、咳嗽黄稠等，治疗上则要疏散风热，我们常用的银翘散以及桑菊饮、板蓝根冲剂就适用于这种风热型的感冒；盛夏，暑邪当令，且多雨夹湿，此时感冒所表现的症状是发热重、汗出、口渴、鼻塞流浊涕、头昏重胀痛、周身沉重倦怠、胸闷、心烦、小便短赤等，治疗上要清暑化湿解表，常用香薷、厚朴、扁豆、金银花、连翘、滑石、荷叶等药物治疗。到了秋天，天气渐渐干燥，此时的感冒就主要是风燥感冒了：初秋气温仍高，以温燥多见，症如头痛、恶风、微热、口渴、咽干、鼻燥、干咳无痰或痰少而黏等，可给予桑叶、南杏仁、沙参、浙贝等清宣温燥；晚秋，天气渐凉，此时的感冒则表现出恶寒无汗、鼻塞咽干、咳嗽痰稀等凉燥的症状，因此则以紫苏、北杏仁、前胡、桔梗等轻宣凉燥的药物组方；冬季感冒，风寒的症状比较突出，比如恶寒无汗、头痛身痛、鼻塞声重、流清涕、咳嗽痰白稀等，这时就要给予解表散寒的药物治疗，如麻黄、桂枝、荆芥、防风、羌活等。

季节不同，气候有异，对人体的影响也不一样，因此四时感冒会表现出不同的特征，其治疗用药也要根据季节气候特点，适时调整，这便是所谓的“因时制宜”。不仅感冒的治疗要因时制宜，其他疾病也是同样的道理。

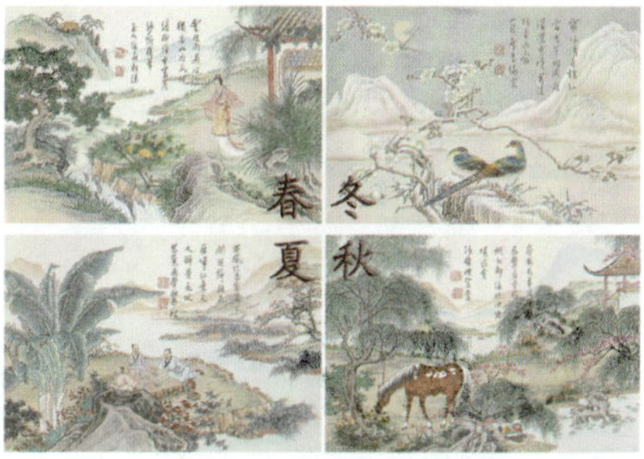

图 14　四时气候组图

### 因地制宜

不同地区，由于地势高低、气候条件及生活习惯各异，人的生理活动和病变特点也不尽相同，因此治疗用药也应根据各地环境及生活习惯的不同而有所变化。如我国西北高原地区，气候寒冷，干燥少雨，感冒多为风寒；当地人民长期处于严寒环境，又多食鲜美酥酪骨肉和牛羊乳汁，体质壮实，因而治疗用药宜采用药力较强的解表散寒药物如麻黄、桂枝等，药量也相对较大；东南地区，人民体质不如北方壮实，即使同样的风寒感冒，却少用麻、桂，而多用药力较轻的荆芥、防风等，药量也少些。而实际上，东南地区，滨海傍水，平原沼泽较多，地势低洼，温热多雨，因此感冒少见风寒而多见风热，且多夹湿，因而治疗多采用轻清辛凉、解表化湿药物如金银花、连翘、白扁豆等。

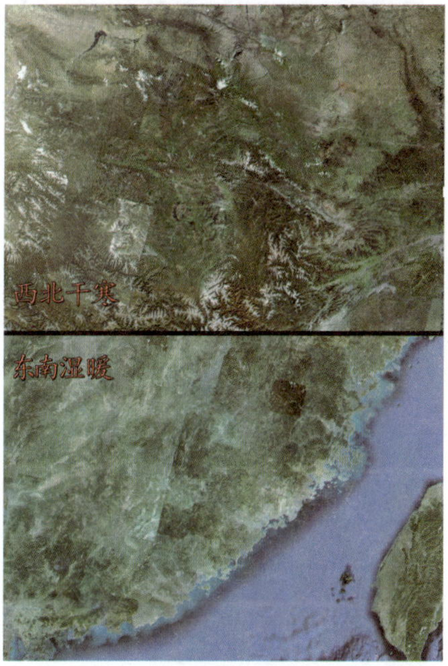

图 15　西北地理气候图与东南地理气候图

### 因人制宜

患者的年龄、性别、体质等不同，其感冒的特点也有所差异，治疗也有所区别。就年龄而言，年龄不同，生理状况和气血盈亏不同。如老年气血亏虚，小儿气血未充，感冒用药尽量不用药力太猛的，药量也要轻。就性别而言，妇女有经、带、胎、产等情况，如在妊娠期感冒，药性过猛或有毒性的药物（如三棱、莪术

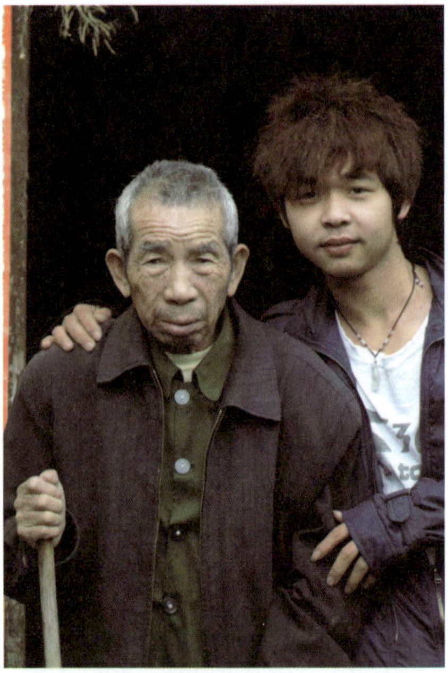

图 16　老年人气血相对不足，用药要注意

破血动血；麝香走窜伤胎；川乌、草乌有毒）就要禁用或慎用；同样在经期、产后用药也有所禁忌。就体质而言，如阴虚体质者，感冒时会伴随有手足心热、心烦口干等阴虚症状，治疗上疏风解表就不宜采用麻黄、桂枝、羌活等较温燥的药物，此外还要注意滋阴清热，加用白薇、玉竹、沙参、天花粉等药物。同理，气虚体质的人感冒，会兼有肢体倦怠乏力、咳痰无力等气虚见症，因而治疗上还要注意益气以驱邪，用药如人参、茯苓、葛根、甘草等。

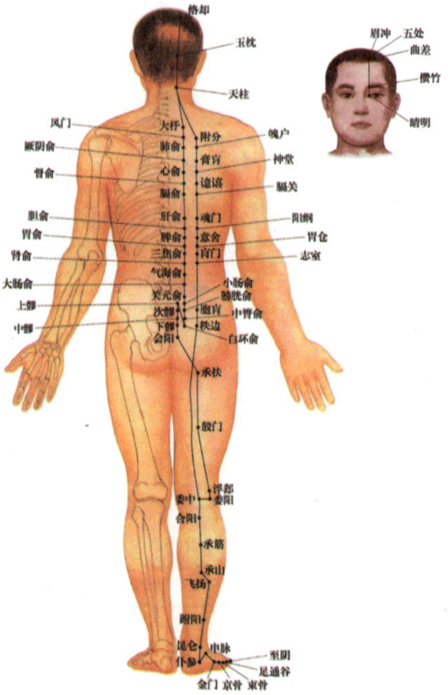


图 17　人体膀胱经走向及穴位分布

## 传统疗法治感冒

中医治疗感冒，不仅疗效确切，而且颇具特色：除了中药汤剂、中成药治疗外，诸如针灸、推拿、刮痧、拔火罐等传统疗法，也是防治感冒简、便、廉、验的好方法。

针灸、推拿、刮痧、拔火罐等，都是通过人体经络腧穴系统进行治疗的方法。人体经络主要有十二正经和任督二脉，是沟通人体表里内外的通道。因此，身体内外的疾病可以通过经络以及经脉上的穴位（也称“腧穴”）反映出来，而通过针灸、推拿、刮痧等刺激相关的经络、腧穴，也可以达到治病的目的。感冒时，常常会在人体的肺经、膀胱经、督脉及其穴位有所反应，而通过以上方法刺激这些经脉和穴位，就可以很好地防治感冒。

比如我们常用的方法——刮痧，沿着后背脊椎两侧一路刮下来，就可以治疗感冒。实际上，后背脊椎两侧是膀胱经循行所过，风寒感冒时项背僵硬疼痛，就是风寒邪气侵袭膀胱经所致。通过刮痧的方法，使皮肤充血发红，可以让郁在膀胱经的风寒邪气散出，从而达到治疗感冒的目的。此外还有膀胱经梅花针叩刺、拔罐走罐，基本是一样的道理。

再举几个典型的穴位。我们的肺经上有个列缺穴（位于桡骨茎突上方）、大肠经上有个合谷穴(大拇指和食指的虎口间，俗称“虎口”)，是治疗感冒的要穴。《四总穴歌》里有两句歌诀：“头项寻列缺，面口合谷收”。感冒风邪侵袭人体的头面部，我们头痛头晕、颈项僵硬疼痛、鼻塞流涕、咽痒咽痛时，就可以通过针灸、按摩列缺、合谷来解决了。督脉上也有一个要穴——大椎穴(位于第7颈椎棘突下)，治疗风热感冒常用。用三棱针在大椎穴上点刺出血，可以清泄风热邪气。另外还有两个有趣的穴位。其一，迎香穴——位于鼻翼两侧。感冒鼻塞了，花儿的香味、食物的美味都闻不到了，不用着急，只要用手点压按揉一下鼻旁的迎香穴，很快就会解决问题，很神奇吧。其二，风池穴——颈部耳后发际下凹窝内。古人认为该处是风邪聚集的地方，故称之。感冒头痛时多揉一揉，风邪就会渐渐疏散，头痛也自然解除。以上穴位可针、可灸、可按摩推拿、可三棱针放血，还可采用穴位注射的方法等，根据实际情况灵活运用，常常能收到意想不到的效果。

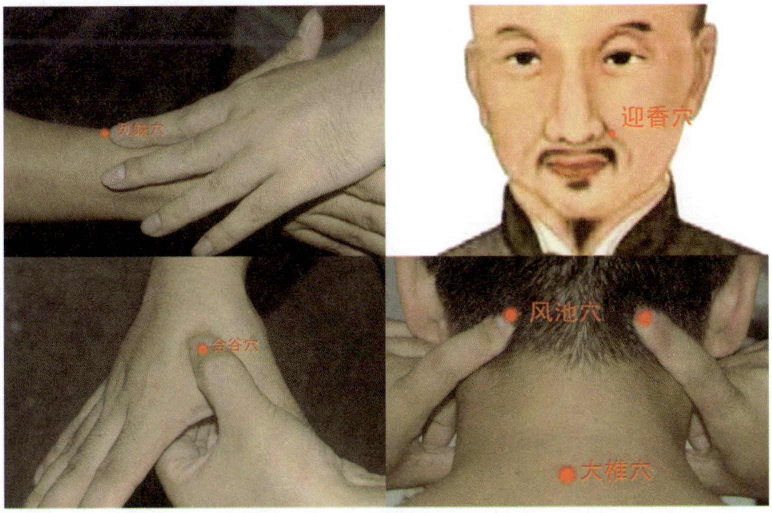


图 18　治疗感冒常用穴位：列缺、合谷、迎香、大椎、风池

## 衣食住行防感冒

与其他很多疾病相比，感冒似乎是一种无关紧要的小病，其实不容小视。且不谈感冒所带来的种种不适给我们工作、学习、生活造成的干扰，感冒还是“百病之源”。感冒不能得到有效防治，小疾可染成大恙：比如心肌炎、肾小球肾炎、风湿性心脏病，多是由感冒引发；气管炎、支气管炎、中耳炎，也有不少是感冒久治不愈迁延而成；还有哮喘患者，一旦伤风感冒，就很容易久病复发，雪上加霜……因此，有效预防感冒，尤为重要。

下面，我们就来具体谈谈感冒的预防。

### 虚邪贼风，避之有时

在《内经·素问》的第一篇中，就提出：“虚邪贼风，避之有时。”什么叫虚邪贼风？举个例子，冬天家里窗户开了一道缝儿，然后你靠窗户那儿睡觉了，醒来以后脖子落枕了、感冒了，这就是那虚邪贼风惹的祸了——它趁着你身体防备不足，跟小偷似的偷偷侵袭进来了。换个说法，虚邪贼风就是我们前面所说的六淫邪气。风、寒、暑、湿、燥、火，六淫侵袭人体，各有其时——春天风热，夏天暑湿，秋天风燥，冬天风寒，因此，我们要根据气候的变化，适时采取相应的预防感冒的措施，谓之“避之有时”。冬春季节，气温变化较大，南宋女词人李清照说“乍暖还寒时候，最难将息，三杯两盏淡酒，怎敌它晚来风急？”此时是感冒多发的季节，尤其要注意防寒保暖；夏日，烈日炎炎，外出易感暑邪；室内空调、风扇，未加节制，稍有不慎，也会着凉；再者，春夏多雨，也要注意淋雨受凉；秋日，燥气流行，此时气候由热转凉，日夜温差较大，同样也需注意预防感冒……

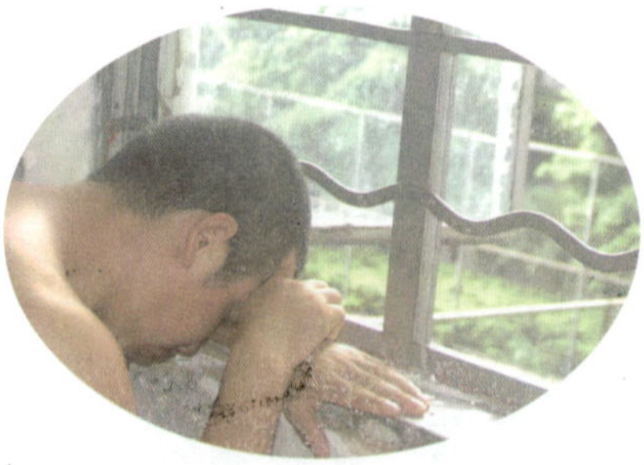

图 19　临窗而睡容易受凉

### 正气存内，邪不可干

可能会有读者提出疑问或反驳：“我昨天也是趴在窗户边睡着了，怎么不见感冒落枕啊？”道理其实很简单，要么就是这贼风威力不够强，不足以让你生病；要么就是你身体很强壮，体表的卫气把你保护得很好，所以贼风奈何不得。因此，《内经》又说：“正气存内，邪不可干”，这就提出了一个外因和内因的问题。贼风、邪气是外因，身体正气是内因。辩证法说，外因往往通过内因起作用。增强体质，提高机体的免疫力，是预防感冒的重要举措。我们平时强调多运动锻炼身体、注意休息减少疲劳、多吃维生素营养品以及提倡冬泳、冷水洗澡等，道理就在于此。

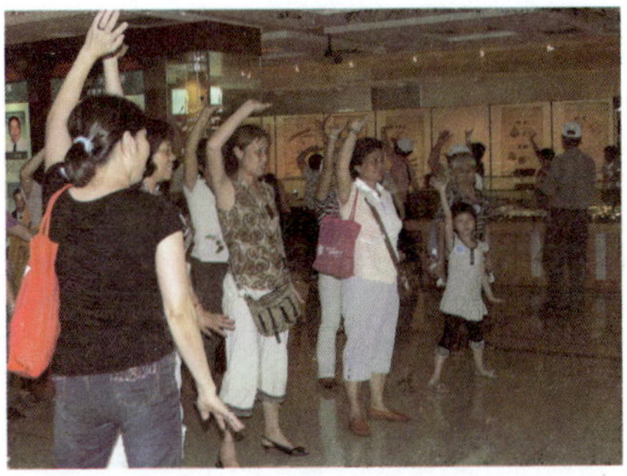

图 20　群众学习中医健身功法——八段锦

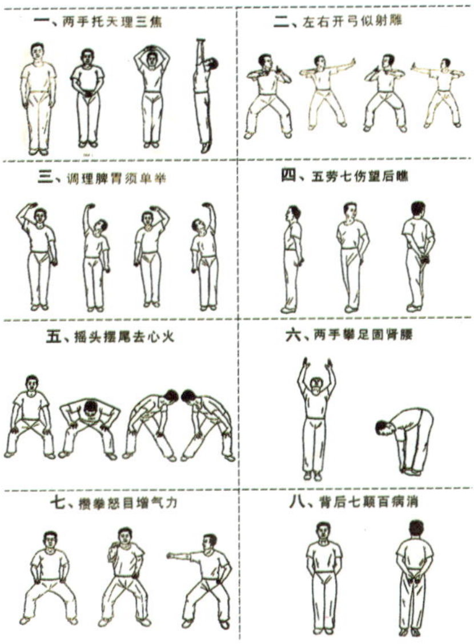


图 21　八段锦动作分解示图

## 先进厨房，再进药房

中医还提倡一句话：“先进厨房，再进药房”，意思是说，不要等到生病了才想到吃药治病，平时可以通过营养丰富、搭配合理的食物强壮身体，可以通过简单的食疗药膳预防疾病。在感冒的防治上，这一理念尤其具有实用性的意义。比如生姜、大蒜、葱头、萝卜、白酒、食醋、蜂蜜等都是厨房里再平常不过的食物或佐料了，如果合理应用，也可成为“感冒良方”。中国民间有句老话：“冬吃萝卜夏吃姜，不劳医生开处方。”实践证明，萝卜中的萝卜素对预防、治疗感冒有独特作用；生姜有发散风寒、醒脾和胃的作用；大蒜、葱头等也有很好的发散风寒功效，民间常用姜丝萝卜汤、红糖姜水、葱蒜粥、蒜泥

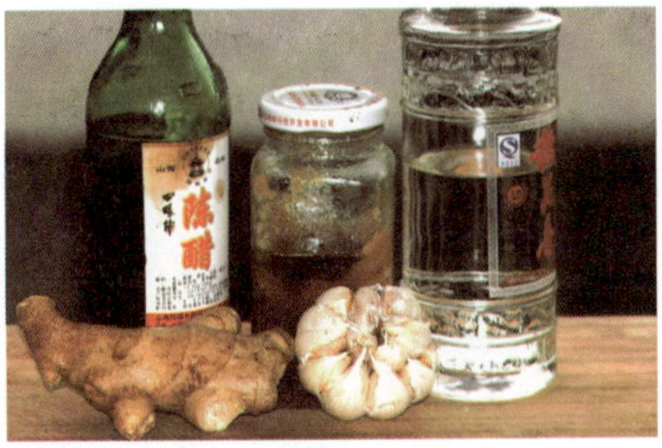


图 22　厨房里的感冒药

蜂蜜等有效防治感冒。此外还可用葱茎插鼻、食醋滴鼻治疗感冒鼻塞，以白酒擦身发散风寒、行气活血等。

根据四时气候的变化，还可在家备点简单常用的中药，常作茶饮。比如冬春用紫苏可驱风寒，春夏以菊花、金银花、芦根可疏风清热，荷叶、白扁豆可解暑祛湿；秋日以桑叶、沙参、玉竹能润肺燥……都不失为预防四时感冒的好办法。

歌诀：

感冒皆由感风起，四时变化病有异。

三因制宜人时地，寒热燥湿辨清晰。

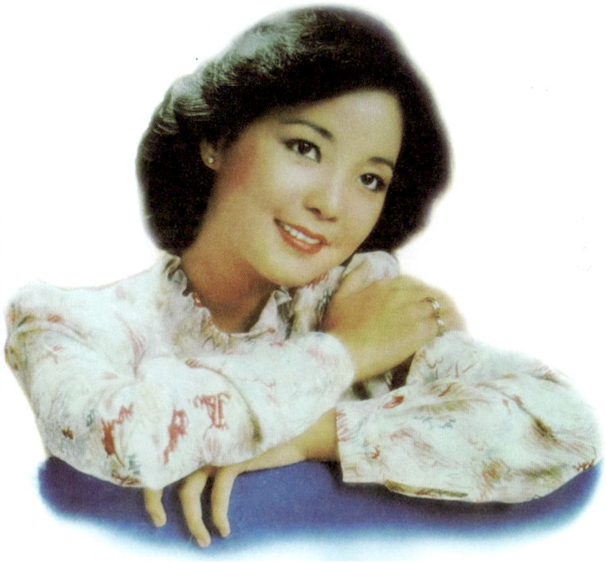

# 2 痰与气惹的祸

## ——支气管哮喘

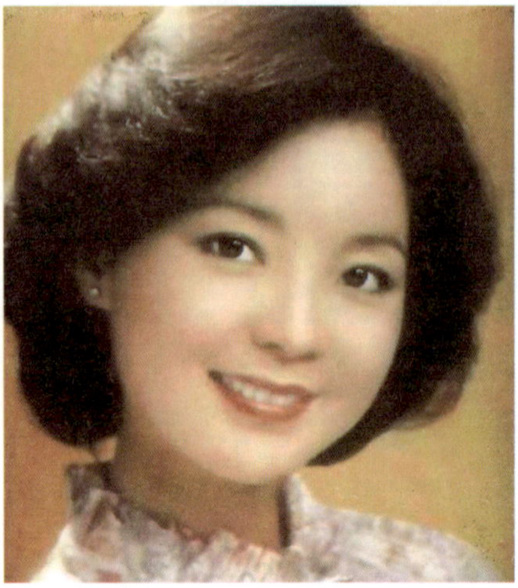

图 23　邓丽君之死：哮喘发作

“今宵离别后，何日君再来？……”当我们沉醉于邓丽君甜美哀愁的歌声中时，不禁想起一代歌后当年的风华，更慨叹其红颜之命薄。1995 年 5 月 8 日，泰国清迈，42 岁的邓丽君猝逝于哮喘病的发作，一代天后从此香消玉殒。2003 年 12 月 9 日，又一位巨星——亚洲第一飞人柯受良也被哮喘夺走了生命，这个消息如一石激起千层浪，再度引起了人们对哮喘的恐慌。哮喘究竟是怎样一种疾病？它真如夺命杀手般可怕吗？面对该病不断上升的患病率，我们有什么有效的防治措施呢？在这一章里，就让我们共同来关注哮喘病，挖掘老祖宗留下的防治哮喘宝贵经验。

## 剖析气喘顽疾

“千番百次教育你不要调皮捣蛋，你都当耳边风了！人家那个病，一不小心招惹起来，说发作就发作的。你偏胡闹，这下好了，差点闹出人命来了！”我跪在地上，接受母亲竹鞭的严厉惩处。我闯了大祸——我和邻居家小宜在玩耍追跑中惹出她的病根来，她突发气喘，越喘越厉害，面白唇青，死去活来的。真把我给吓坏了，这才意识到母亲之前并非唬我。母亲说，小宜是有病根的孩子，别看她平时好端端的像个正常人一样，要是不小心受了点刺激，可随时就发作起来的。

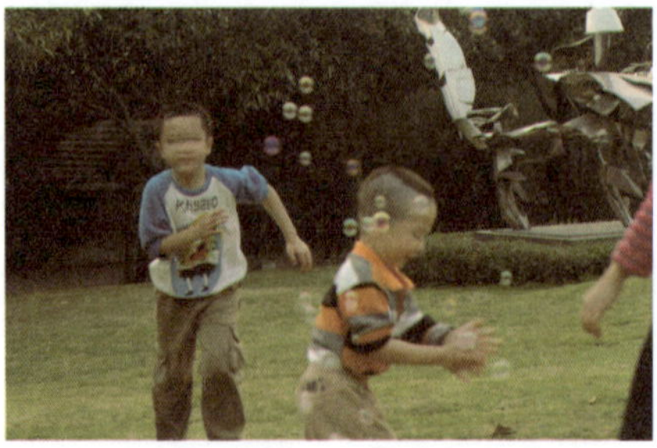

图 24 小孩玩耍追跑，也可能成为哮喘发作诱因

轻点还好，咳咳喘喘兴许一阵就过去了；要是严重起来，啥时喘不过气来就没命了！因此母亲常告诫我说，跟小宜一起玩千万要小心，不许生气吵架，不许打闹追跑，不许带她到处乱跑……母亲有时也摇摇头叹息道，这孩子命苦啊，怎么就得了这个病，没法根治啊，而且还听说会遗传，长大了

还不知道能不能嫁出去呢！

我经过那一次的教训认识了这么一个可怕的病——一种会突然发作咳嗽气喘、会危及生命，而且据说还会遗传、不能根治的疾病。直到后来上了医学院，我才真正明白过来，原来小宜得的是支气管哮喘。那么，支气管哮喘究竟是怎样一种疾病？它真如我们认识或想像中的那么可怕吗？下面，我们就结合邻居小宜的病例，一起来剖析哮喘病。

## 什么是支气管哮喘

支气管哮喘，简称“哮喘”。现代医学认为，哮喘是一种发生于支气管的慢性炎症性疾病。这种慢性炎症会导致气道对刺激物的反应性增强，当气道接触到尘螨、花粉、毛屑、油漆等刺激性物质时，就会发生痉挛、炎症加重等，导致气流阻塞，从而引起反复发作的喘息、气急、胸闷、咳嗽等症状。

## 哮喘的症状与危害

发作与缓解交替是哮喘的重要特点。在缓解期，患者往往没有明显的喘息症状和相关体征，或只是稍微感到疲乏无力、气短不足，看起来并不像是患病的人；但是患者一旦遇到刺激因素，可在数秒、数分钟、数小时内诱发哮喘发作。该病开始可能先有鼻塞、喷嚏、咳嗽、胸闷等先兆症状，发作时主要表现为呼气困难、喉中哮鸣、胸闷、咳嗽、咯痰。发作轻者，避开刺激因素后会自行缓解，而严重者则需经治疗才能缓解。许多哮喘患者常随身备有救急药物，如舒张支气管的气雾剂等，以应付随时可能发作的哮喘。

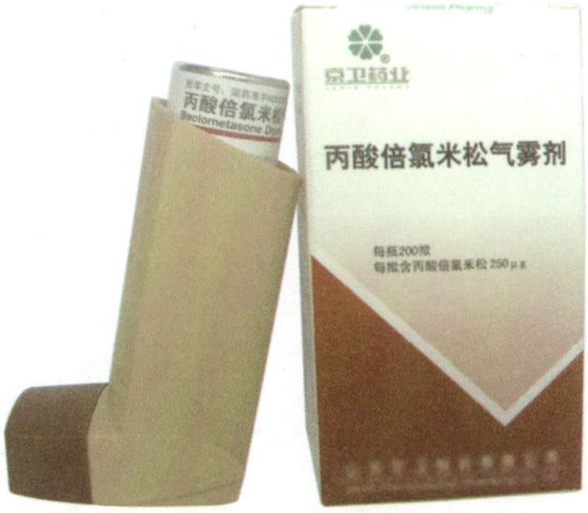

图 25　哮喘救急西药

有时哮喘大发作，持续不能缓解，患者感到呼吸非常困难，气息急促，甚至面色苍白、口唇发紫、冷汗淋漓、意识模糊或烦躁不安，则随时会有生命危险。所谓“人活一口气”，这口气如果喘不过来，人就没了。有资料报道显示，哮喘患者的死亡几率接近 0.4%，而我国每年就有近 6.2 万人死于哮喘病的发作。

且不谈哮喘给生命造成的威胁，光是该病的反复发作，就已严重危害患者的身心健康。哮喘病久还会并发阻塞性肺气肿、肺心病等，病情就更复杂了。

## 哮喘的外因与内因

上面谈及哮喘的发作，往往是由于某种刺激因素所诱发的。除尘螨、花粉、毛屑之外，鱼、虾、蟹、蛋类、牛奶等食物，还有一些药物如心得安、阿司匹林等也是哮喘的激发因素。再有，气候变化、呼吸系统感染以及运动、情绪刺激、妊娠等也都可能诱发哮喘发作。

但是，很清楚的是，并非每个人接触到这些刺激因素就会发生哮喘。我们每天生活的环境中，经常都会有粉尘、毛屑，会遇到一些刺激性气味；鱼虾、蛋类、牛奶是我们日常的食物；运动是我们生活的一部分；包括情绪激动啊、生气啊、伤风感冒啊，也都是很正常的事情。为什么这些因素对一般人并不会产生太大的影响，而对某些个体而言，就成为哮喘发作的诱因呢？所谓“外因通过内因起作用”，哮喘发作也是一样的道理。前面谈到邻居小宜的病时，母亲说她“有病根”，也即哮喘发病的内因所在。哮喘患者在体质上存在着对这些刺激因素的敏感性（或者说“易感性”），现代医学称之为“过敏性体质”。

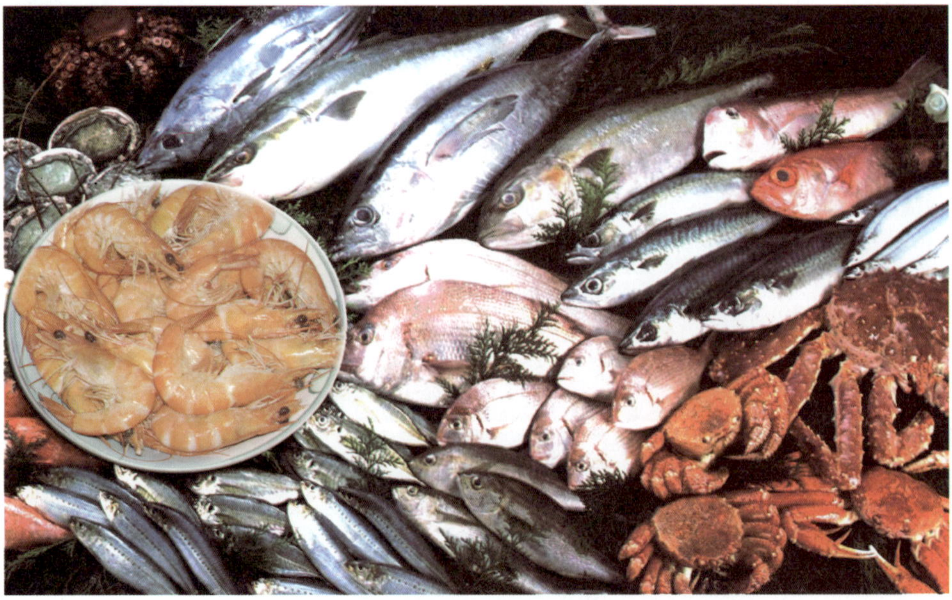

图 26　鱼、虾、蟹、蛋类、牛奶等平常食物，也可诱发哮喘

“身体发肤，受之父母”，一个人的体质与父母的遗传有很大关系，因此，哮喘也是一个与遗传因素有关的疾病。据统计，约有40%的哮喘患者有该病的家族史。许多资料也表明，哮喘患者亲属患病率高于群体患病率，并且亲缘关系越近，患病率就越高；而患者病情越严重，其亲属患病率也越高。

## 哮喘的治疗与控制

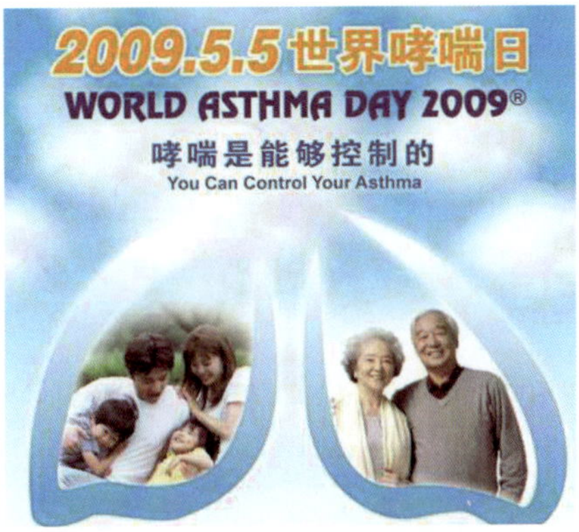

图27 世界哮喘日宣传资料

哮喘能否根治？这是众多哮喘患者及其家属共同关注的问题。遗憾的是，现代医学发展至今，根治哮喘仍然是悬而未决的难题。尽管如何，患者也不必担心，不能根治并不等于我们对哮喘就束手无策。“You can control your asthma（哮喘是能够控制的）”，这是2009年“世界哮喘日”提出的主题。中国工程院院士、中华医学会呼吸病学分会主任委员钟南山院士也指出，80%经过规范治疗患者的病情可以得到完全控制或良好控制，这意味着患者可摆脱哮喘的束缚，过上健康的、有活力的生活。

那么，如何控制呢？首先，避开过敏原和其他诱发因素是预防哮喘发作的最有效途径；而药物治疗方面，现代医学主要采用舒张支气管、糖皮质激素等药物来缓解和控制哮喘的发作。在对付哮喘的急性发作上，这些药物效果明显；然而，如果长期用于哮喘的控制，药物的副作用也让医患头痛不堪。近年来，现代医学也开始重视治本——针对哮喘患者的“易感体质”，采用免疫疗法、脱敏疗法等，但目前技术尚不成熟。

面对西医这样的窘境，人们很自然会想到求助于中医。那么，中医治疗哮喘有没有好方法呢？疗效如何？这就是下面我们将要重点探讨的问题。

## 中医治哮特色：攘外必先安内

我们先来看看两则中医治疗哮喘的案例。

### 案例 1：岳美中两剂中药起死回生

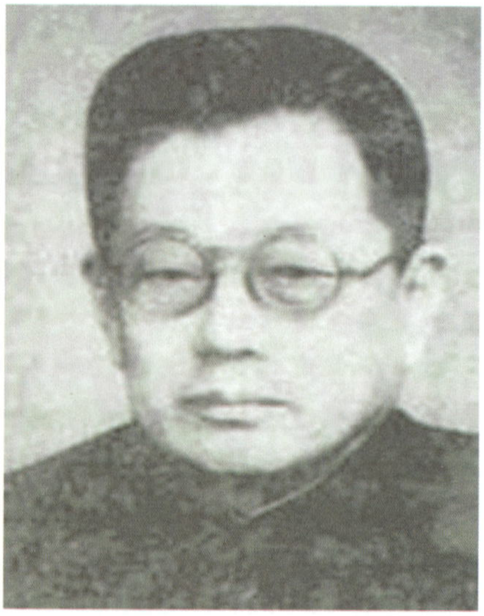

图 28　岳美中（1900—1982，我国现代著名的中医药学家，在中医界享有极高的声誉）

《现代著名老中医名著重刊丛书·岳美中医案集》中记载有这么一则医案：患者是河北唐山一位姓萧的女性，42 岁，哮喘复发，病情危重。患者哮喘发作时，先是突发阵咳，一咳就喘，持续 10 多分钟，并咯出黏液样的白沫痰，直至痰咯出后呼吸才逐渐顺畅、咳喘平息。但是每隔半小时或 1 小时后咳喘就又发作，这样昼夜反复发作 20 多次，20 多天持续不能缓解，内服药和注射剂治疗无效。患者昼夜不能平卧，面目浮肿，精神困惫不堪，痛苦万状，其丈夫也对治疗失去了信心，仓促准备后事。后延请岳美中老中医诊视，老中医妙手回春，采用古方延年半夏汤，药用清半夏、炙鳖甲、前胡、苦桔梗、东人参、炒枳实、吴茱萸、槟榔片、生姜片，水煎温服，两剂中药立起沉疴，患者豁然而愈，令人惊叹神奇！

### 案例 2：　李今庸青龙石膏治哮喘孕妇

我们都知道，孕妇患病，用药最为棘手。对于哮喘孕妇而言，很多治疗哮喘的西药会通过胎盘代谢影响胎儿健康成长，严重者可导致畸胎等。因此，选择中药治疗不失为明智之举。《李今庸临床经验辑要》中记载了这么一则医案：1985 年 8 月，一位怀孕 3 个月的哮喘患者求诊。患者自幼患有哮喘，每年冬夏两季发作。2 天前患者哮喘复发，心胸满闷，呼吸不畅，不能平卧，喉咙中发出喘鸣声，嘴里咳出白色泡沫痰，烦躁，心下有水浸泡感，心窝处时有少许汗水。舌脉象为舌苔白、脉浮。李今庸老中医诊视后，认为患者外有风寒，内有水饮兼烦热，于是采用《伤寒论》方——小青龙加石膏汤、厚朴麻黄汤治疗，药用麻黄、桂枝、白芍、五味子、细辛、干姜、制半夏、石膏、厚朴、杏仁等，以水煎服。6 剂后患者哮喘症状消失，数月后顺利分娩。

孕妇怀胎前 3 个月，药物对胎儿的影响尤为明显。此时即便是中医，用药也当慎之又慎。面对治疗棘手的哮喘孕妇，李老用药精准，数剂中药便使孕妇平安度过妊娠期而最终顺利分娩。令人尤为叹服的是，处方中的麻黄、石膏、半夏等，药性偏于峻猛或有小毒，一般孕妇多慎用，而李老经验老到，用药切中病机，不仅无碍于胎，还药到病除，可称神奇！

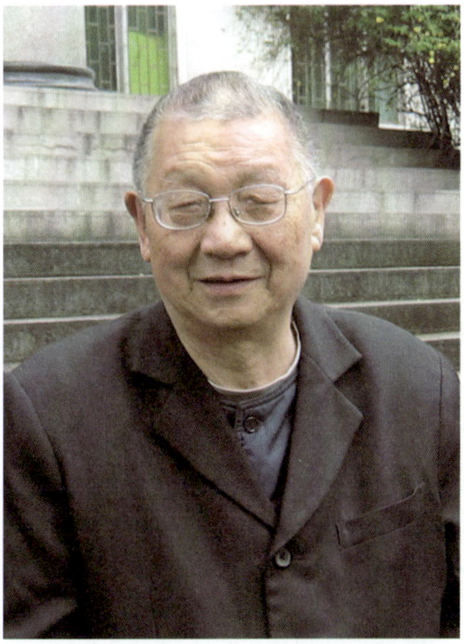

图 29　李今庸（1925—，著名中医学家，被誉为全国中医药界“内经王”、“活字典”）

以上所举案例，是无数中医治疗哮喘神奇验案之中两个小小的例子。

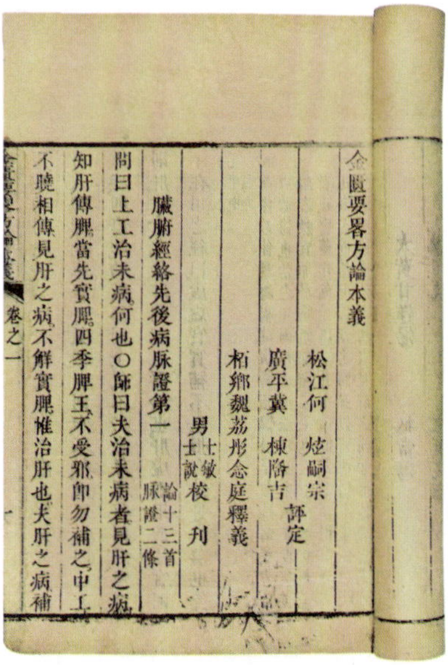

金匱要畧方論本義
松江何　炫嗣宗　評定
廣平冀　棟隆吉
柘鄉魏　荔彤念庭　釋義
男　士敏　士誠　校　刊
臟腑經絡先後病脈證第一　論十三首　脈證二條
問曰上工治未病何也○師曰夫治未病者見肝之病
知肝傳脾當先實脾四季脾王不受邪即勿補之中工
不曉相傳見肝之病不解實脾惟治肝也夫肝之病補

图 30　古籍《金匮要略方论》书影

中医认识和治疗哮喘，已有着 2000 多年的历史。早在《黄帝内经》中，就有关于该病症状的记载。东汉张仲景《金匮要略》中“咳而上气，喉中水鸡声”则是对该病发作时典型症状的描述。经过 2000 多年不断的认识和经验积累，中医对于哮喘已形成了一套系统的认识理论和成熟的治疗体系，疗效不言而喻。

人们常说，“西医治标，中医治本”，或说“西医治病，中医治人”。虽然说法难免偏颇，但确实反映了中西医治疗各自的特点和优势。打个比方，我们的身体就像一个小小的王国，身体的健康与否如同一个国家的治乱兴衰——国家和谐安定，国富民强，则外敌不敢觊觎；国家动荡不安，国弱民贫则往往内忧外患。而中医、西医则如同治国强兵的文臣和武将，前者善于“安内”，后者擅长“攘外”。中医注重调理人体，纠正人体自身病理状态，增强自身抗病能力以防病治病。这种“攘外必先安内”的作风，对于哮喘这样一个内外相因的特殊疾病而言，更具防治优势。

当然，中医“治本”，并不等于说中医就是慢郎中。西医传入中国之前，数千年来中国人都是靠中医治病的，这“病”自然有急有缓、有重有轻。譬如上面所举两个哮喘治疗案例，即是中医治疗哮喘发作之急症。

再提一提中医“治人”，除了有上面所谈及的通过调理人体状态以治病的意思，还有一层意义，就是中医治疗的个体化和人性化。中医善于根据不同个体（性别、年龄等）身体的寒热虚实状态进行灵活调治。特别是对于孕妇、小儿、年老体弱或病情复杂的病患，中医不仅具有天然药物或自然疗法安全、毒副作用少的独特优势，而且治疗灵活性好，数味中药搭配得当，切中病机，即可收桴鼓之效；而其中医术高超者，更常有出其不意的妙招，令人叹服不已，通过上面两个医案可略窥一斑。

那么，对于哮喘这个疾病，中医究竟是如何“治本”、“治人”的呢？上面两个验案中的用药，为什么具有如此神奇的疗效呢？下面我们将继续解答。

## 中医看哮喘：痰与气惹的祸

中医治病，须理法方药环环相扣，有理有据才能确定治法治则，进而处方开药。因此，我们谈中医治疗哮喘，得先说说中医是如何认识哮喘的。

不妨先从“哮喘”病名说起。“哮喘”这个病名其实源自中医，反映了中医对该病特征的认识。什么样的特征呢？“喘”的意思很明白，就是喘气，呼吸急促，上气不接下气；“哮”本义指猪的惊叫声，在中医学中形容喉间痰鸣声。“哮喘”合称，首先是概括了这个疾病的主要症状特征：呼吸急促，喉中痰鸣。其次“哮喘”两字还反映该病的两大病理因素——痰与气。清代医家李中梓《证治汇补》中对哮喘发生的病因病机作了精彩的概括：“因内有壅塞之气，外有非时之感，膈有胶固之痰，三者结合，闭拒气道，搏击有声，发为哮病。”这段话概括了哮喘的病因病机——外邪（“非时之感”）引动肺内伏痰，痰气交阻搏击于气道，也指明了痰与气是哮喘病的主要病理因素。

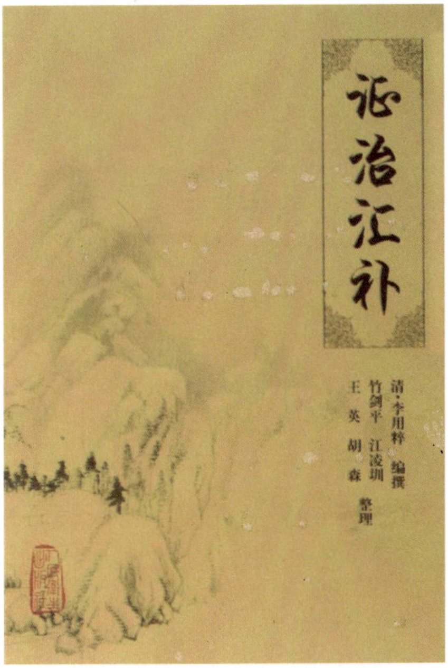

图 31 李用粹《证治汇补》书影

什么是“痰”？什么是“气”？您可能觉得很抽象。那么，我们就先把它们形象化——“痰”如同吐痰的痰，“气”是呼吸之气。不过我们前面点明了，它们是“病理因素”，那么这“痰”就不是正常人吐出的痰液，这“气”也不是正常呼吸之气了。对于哮喘患者而言，某种诱发因素（花粉、异味、食物、药物等过敏原）引起患者体内的反应，一时间呼吸道中大量痰液分泌出来，阻碍了人体正常的呼吸气体交换，气道壅塞，于是哮喘发作。可见，这“痰”是呼吸道异常分泌的大量痰液；这“气”是呼吸道中壅塞不畅的气。

针对这样的病理机制，中医治疗哮喘发作，法则有三：一是去除诱因，比如由于气候变化、外感诱发者，就要驱除外感邪气；二是驱逐痰饮（饮是痰液中质清晰、流动性大者）；三是宣畅肺气，解除呼吸道气体的壅塞。我们看前面病案 2，孕妇哮喘复发 2 天，李老根据其症状、舌脉判断，这是外有寒邪诱发，内有水饮停伏，导致肺气壅塞郁闭，因此以麻黄、桂枝、白芍驱散外寒，半夏、干姜、细辛等内散水饮，这就是第一个和第二个法则的具体体现。至于第三个法则——宣畅肺气以解除呼吸道气体的壅塞，这听起来仿佛有点玄乎，其实不然，它也是从生活中得到的启发——“提壶揭盖”。我们都有这样的生活体验：一个水壶，里面的水烧开了，我们要把水倒出来的时候，通常会先打开壶盖，这样壶里的水才会顺畅地流出来。这是什么道理呢？就是一个气压的问题。哮喘发作的时候，我

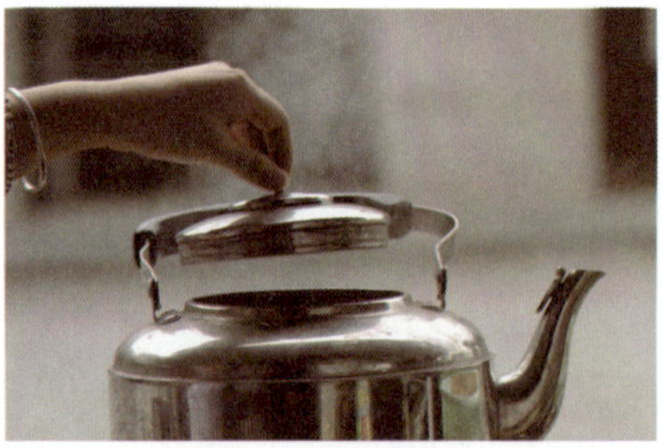

图 32 “提壶揭盖”

们的肺脏就如同一个烧了开水的水壶，里面充斥了壅塞的气体，只有把壶盖打开了，内外气流才会流通畅顺。所谓宣发肺气，跟揭开壶盖是一样的道理。这种治法，中医称宣肺法，又称“提壶揭盖法”。病案2药方中的麻黄，就是一味常用的宣肺药物，因此常被应用于哮喘的治疗中。

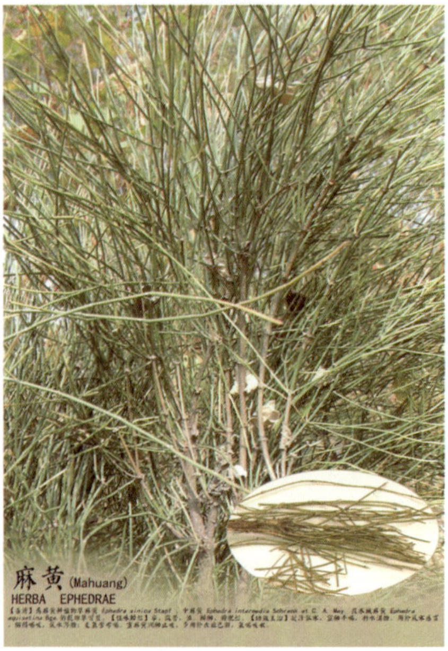


图 33 中药麻黄的植株与药材

再说说哮喘缓解期的治疗。哮喘的缓解期，患者往往没有明显的气喘、痰哮症状，形如常人，那么，是否就不用治疗了呢？非也。哮喘缓解期的治疗，恰恰是中医“治本”的特色和优势所在。为什么这么说呢？前面我们说到，哮喘发作时一时间呼吸道中大量痰液分泌出来。那么这里就存在一个问题：哮喘发作时，何以短时间内呼吸道中有那么多痰液涌出？我们不妨想像一下，这情形就宛如战争片的埋伏战：某军队行军至某地，本来一路安静畅通，突然四周山头上冲下敌人的千军万马，防不胜防。哮喘的“痰”，正如人体内的“伏兵”：平常之时，它们潜伏在人体呼吸道，按兵不动；一旦遇到花粉、异味、气候变化等诱因引触，便迅速渗出呼吸道，与呼吸的气体相互搏结，发作哮喘。因此，中医把哮喘的“痰”很形象地叫做“伏痰”。痰液潜伏于呼吸道，是哮喘反复发作的根源所在。因此，与急性期豁痰逐饮、宣畅肺气治疗有所不同，哮喘缓解期的中医治疗，则主要针对“伏痰”而治，以冀从根本上消除哮喘病源。

《近代中医流派经验选集》中记载名医范文虎一则治疗寒性哮喘的医案：“唐曹氏，寒哮。半硫丸每日十五粒，分三次吞服。”范文虎所用半硫丸，由半夏、硫磺两味中药组成，前者燥湿化痰，后者温补肾阳以驱痰湿。这两味中药的运用，蕴含了中医治疗“伏痰”的两种方法——直接法和间接法。直接法即直接采用具有化痰、逐痰的药物治疗，这同急性期治疗的豁痰逐饮法基本是一致的，如前面案例1中采用的半夏、桔梗、吴茱萸，案例2中采用的细辛、干姜、五味子等皆是。间接法呢，则是针对“伏痰”产生的源头而治。人体脏腑功能失调，尤其是五脏中肺、脾、肾功能失调，是产生痰饮水湿的根源。中医通过药物、针灸等方法调理人体内脏，以消除生痰之源，是中医“治本”的关键所在，也是中医治疗哮喘的特色和优势所在。

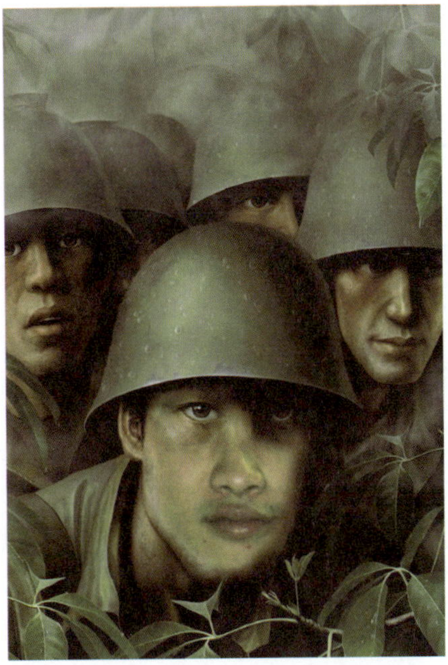

图34　哮喘的“伏痰”，正如人体内的“伏兵”

## 哮喘的脏腑病源：肺脾肾功能失调

前面谈到，“痰”和“气”是哮喘病两大病理因素。而这两大病理因素的产生，与人体肺、脾、肾脏腑功能失调有关，尤与肺关系最为密切。那么下面我们就来谈谈哮喘的脏腑病源及相应的调治。

### 与哮喘关系最密切的脏腑——肺

说到肺，大家可能首先想到的是——位于胸腔内的呼吸器官。在现代医学中，

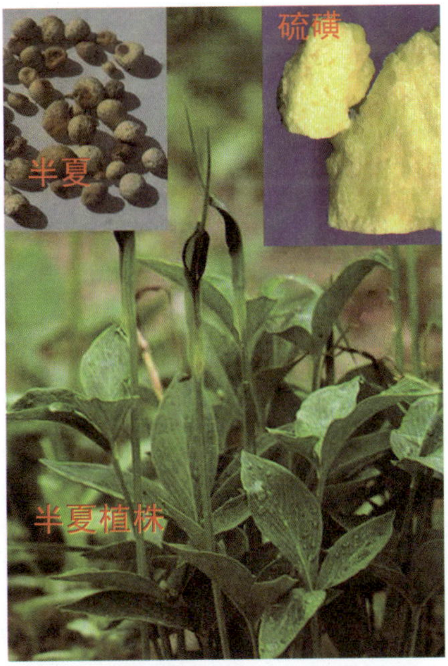



图35　半夏（植株与药材）、硫磺（药材）

人的呼吸系统由肺和呼吸道组成。肺是进行气体交换的器官，位于胸腔内纵隔的两侧，左右各一。呼吸道是呼吸时气流所经过的通道，分上、下呼吸道两部分。鼻、口、咽和喉合称上呼吸道；气管及其以后一分再分的管道，合称为下呼吸道。

中医的“肺”并不完全对应于现代医学的人体器官“肺”。从解剖形态上看，两者基本一致；但是从功能上讲，中医“肺”的功能更加强大：中医“肺”的功能相当于现代医学整个呼吸系统的功能，此外，它还有调节人体水液代谢的功能等。

中医学中，肺是人体五脏之一。五脏指人体内肝、心、脾、肺、肾 5 个脏器，它们分别对应于木、火、土、金、水五行。五脏各司其职，如肝主疏泄、心主血脉、脾主运化、肺主气司呼吸、肾藏精主水等。人体以五脏为中心，通过经络系统联系表里内外，形成了五大功能系统。比如与“肺主气、司呼吸”相关的人体结构和功能，像现代医学所说的呼吸系统及其功能，都统属于中医“肺”的范畴；而呼吸系统的疾病，上呼吸道感染、支气管哮喘、肺炎、慢性阻塞性肺疾病等，都统属于中医“肺”或“肺系”疾病。前面我们讲到治疗哮喘发作的法则之三——解除呼吸道气体的壅塞，称“宣畅肺气”，道理就在于此；而提到治哮喘常用药——麻黄，就是一味归肺经的中药，它通过作用于肺而起宣发肺气的功效。

五行与人体和自然界的对应关系

| 人体 | | | | | | | 五行 | 自然界 | | | | | | |
|---|---|---|---|---|---|---|---|---|---|---|---|---|---|---|
| 五脏 | 六腑 | 五官 | 形体 | 情志 | 五声 | 变动 | | 五音 | 五味 | 五色 | 五化 | 五气 | 五方 | 五季 |
| 肝 | 胆 | 目 | 筋 | 怒 | 呼 | 握 | 木 | 角 | 酸 | 青 | 生 | 风 | 东 | 春 |
| 心 | 小肠 | 舌 | 脉 | 喜 | 笑 | 忧 | 火 | 徵 | 苦 | 赤 | 长 | 暑 | 南 | 夏 |
| 脾 | 胃 | 口 | 肉 | 思 | 歌 | 哕 | 土 | 宫 | 甘 | 黄 | 化 | 湿 | 中 | 长夏 |
| 肺 | 大肠 | 鼻 | 皮毛 | 悲 | 哭 | 咳 | 金 | 商 | 辛 | 白 | 收 | 燥 | 西 | 秋 |
| 肾 | 膀胱 | 耳 | 骨 | 恐 | 呻 | 栗 | 水 | 羽 | 咸 | 黑 | 藏 | 寒 | 北 | 冬 |

图 36 人体和自然界与五行对应表

再说到诱发哮喘的“非时之感”，也与肺脏关系密切。五脏之中，肺是唯一与外界相通的脏器。一方面，清新的空气通过呼吸道进入肺内进行气体交换，维持人体正常的生理功能；另一方面，自然界中的各种致病因素如细菌、病毒等，也容易通过口鼻、皮肤侵犯于肺或肺卫。“非时之感”——花粉、毛屑、异味以及细菌、病毒等，就是通过这样的途径侵犯我们的肺或肺卫而诱发哮喘发作的。中医说，“肺为娇脏”，容易受邪。哮喘的治疗，除了宣肺解表以驱除外感邪气之外，在缓解期补益肺气，增强肺脏功能以防御外邪入侵，也是重要的防治措施。常用补益肺气的中药有人参、黄芪、山药等。

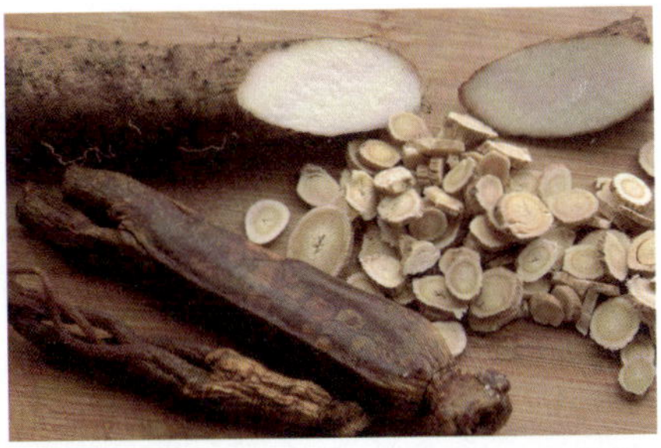

图 37　常用补肺中药（人参、黄芪、山药等）

另外，哮喘的夙根——伏痰的产生和留贮，也与肺脏有关。水湿痰饮是人体水液代谢异常形成的病理产物，而与人体水液代谢有关的脏腑主要有肺、脾、肾和三焦。“肺为水之上源”，人体的水液可以通过肺的宣发功能，向上、向外布散于全身，外达于皮毛，以汗液的形式排出体外；通过肺的肃降功能，向下输注，汇入膀胱，最终形成尿液排出体外。如果肺气虚弱或肺脏功能失调，不能正常发挥其“行水”的功能，就会导致水液留聚形成痰饮。由此，针对哮喘“宿痰伏肺”的病机，或补益肺气，或理肺化痰（温肺化痰、清肺化痰），都是常用的治法，视患者寒热虚实的不同证候而定。如前面案例 2 处方中的五味子、细辛、干姜就是温肺化痰饮的中药；而下面这则医案中桑白皮、地骨皮、黄芩、生石膏、前胡、百部、紫菀等药物的应用，则是清肺化痰为主。

杨某，男，20 岁，工人。哮喘 6 年，入夏即发。发作时喘息抬肩，喉间痰鸣如拽锯，口渴喜冷饮，胸闷，心悸，疲乏无力，脉象细数，舌红、两侧糜烂，舌苔薄白。X 线检查为肺气肿表现，诊为热哮，治以清热化痰，降气平喘，药用桑白皮、地骨皮、黄芩、前胡、百部、生石膏、地龙、明矾、陈皮、紫菀、当归、甘草，水煎服。10 剂后症缓，继服原方加减 18 剂，哮喘已平，经随访 2 年未复发。

——选自《当代名医证治汇粹》

## 伏痰的形成——肺、脾、肾功能失调

除了肺之外，伏痰的形成还与另外两个脏器——脾与肾有关。脾主运化水湿，脾脏虚弱，水湿不化，就会聚湿生痰；肾主水，肾脏阳气不足，水湿不能蒸腾气化，也会致痰湿内聚。因此，治疗哮喘不仅要治肺，还要注意治脾、治肾。

蜀中名医范中林曾治疗一罗姓男青年。该患者 1962 年 4 月因风寒咳嗽，痰多，气紧，不能平卧，在某医院诊断为“支气管哮喘”，经治疗病情好转，但之后每遇冬春季节病情易复发反复。1964 年春，患者旧病复发，求诊于范中林。诊时患者喘时汗出，张口抬肩，气不续接，喉间痰声辘辘，痰多而清，精神萎靡，面部浮肿，四肢冰冷，怕风寒，舌质淡黯，苔白滑腻。范先生认为这是脾肾阳气亏虚的表现，以制附片、生姜、炙甘草、肉桂、砂仁、白术、茯苓等为处方。方中制附片、肉桂温补肾阳，白术、茯苓、炙甘草、砂仁、生姜健脾化痰祛湿。诸药合用，健脾益肾，针对该患者脾肾阳虚的脏腑病源，效如桴鼓。患者煎服上药数剂后哮喘明显减轻，之后又坚持服用月余继续巩固疗效。至 1979 年 6 月追访，患者已 14 年未再复发哮喘。

前面我们还提到，哮喘患者存在体质上的易感性。究其病理根源，与肺、脾、肾三脏亏虚有关。中医认为，“伏痰”是导致哮喘反复发作的“夙根”，而“肺为贮痰之器，脾为生痰之源，肾为生痰之根”，伏痰的形成与肺、脾、肾三脏亏虚及功能失调密切相关。此其一。其二，哮喘病位在肺，肺气不足，容易感邪而诱发哮喘；脾五行属土，肾五行属水，与肺金均是相生关系，脾、肾不足也都会影响及肺，使肺气亏虚。再者，如果哮喘反复发作，益伤肺气，也会进而伤及其相生之脏——脾与肾，从而表现出不同程度的肺虚、脾虚、肾虚的证候。因此，补肺、健脾、益肾是纠正哮喘患者易感体质的治本之法。

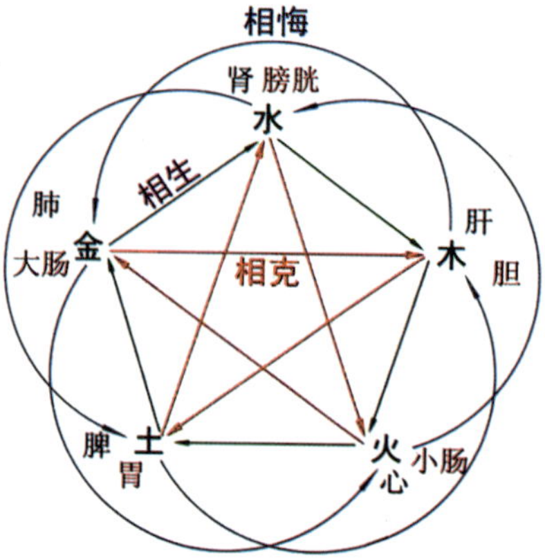

图 38　五行对应五脏六腑相生相克图

读到这里，读者可能会问了：那么肺虚、脾虚、肾虚有什么样的症状呢？我们又该如何补肺、健脾、益肾呢？前面我们说了肺主气，司呼吸，与外界相通，外邪侵袭人体时，肺卫首当其冲，因此，肺虚者多表现为气短声低，平素怕风，易出汗，易感冒，易因气候变化而诱发哮喘发作。这种情况我们可以用玉屏风散或玉屏风口服液补益肺气，固护卫表。脾胃与饮食相关，

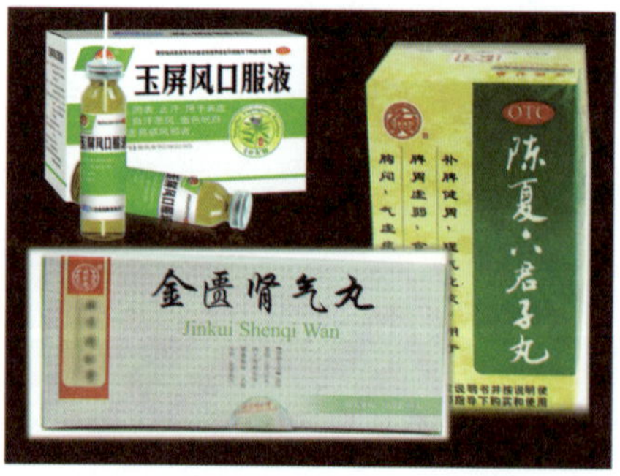

图 39　补肺脾肾常用中成药

脾虚者多消化功能不好，进食少，易腹泻，大便稀烂，会因营养不足而面色萎黄、倦怠乏力等，饮食不当也常常是这类哮喘患者发病的诱因。常用的健脾方药有六君子汤或陈夏六君子丸等。肾为气之根，肾虚的人平素气短，动则气促，腰酸腿软，耳鸣，容易因劳累耗气而诱发哮喘，老年患者多见。补肾方药有肾气丸等。

## 独特的传统疗法——天灸

每年的夏天，总有几个特别的日子，不少中医院的针灸门诊热闹非凡，哮喘、过敏性鼻炎等患者一早就排成长龙，等候“天灸”治疗，景象蔚为壮观。天灸究竟是一种什么样的疗法呢？它缘何受到哮喘患者热捧？

先来听听有过天灸治疗经历的李伯的叙述吧。李伯今年 65 岁了，患支气管哮喘已经 20 多年，每年发作七八次，特别一到冬天更是频频发作。两年前在一次晨练时听说三伏天灸贴药治疗哮喘的消息后，李伯便抱着试试看的心理到中医院贴药治疗。真是神奇！治疗后李伯当年哮喘只发作三次，而且气喘、气急症状也明显改善。第二年三伏天灸贴药后，当年冬天支气管哮喘只发作了一次。

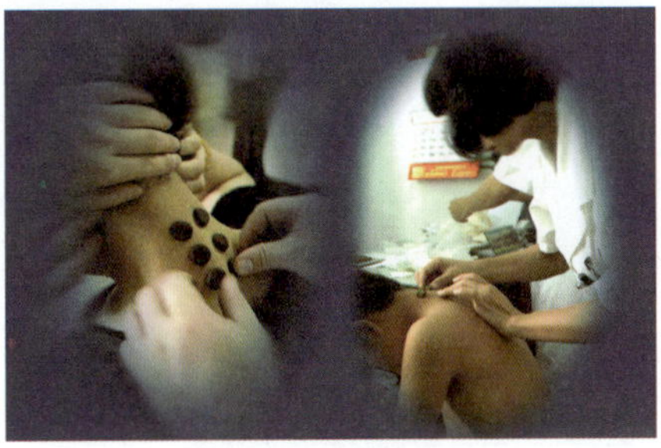

图 40　天灸疗法

李伯谈到的三伏天灸贴药治疗就是我们所说的“天灸疗法”。天灸是独具特色的中医传统疗法，它运用中医时间治疗理论，在特定的日子里进行穴位敷贴治疗。这种穴位敷贴治疗，又叫“穴位发泡疗法”，通常是采用某些对皮肤有刺激性的药物，制成药膏敷贴在特定的穴位，使穴位局部皮肤充血、发泡，从而达到调整脏腑经络以防病治病的目的。

运用穴位敷贴治疗哮喘病，起源于清代医家张璐《张氏医通》中记载的敷贴方治疗寒喘病，其方以白芥子、延胡索、甘遂、细辛的细粉，用生姜汁调涂背部穴位。后来人们在此方基础上，根据病证的不同，加减药物并选择不同的穴位进行敷贴治疗。针对寒性哮喘，可将上药制成药饼，药饼中间加麝香或丁香末，敷于背部的百劳、肺俞、膏肓穴，可温补肺肾，豁痰利湿；而对于热性哮喘，则配伍石膏、黄芩、桑白皮等清肺化痰药物，并以清热泻火的猪胆汁调和为药饼，贴在华盖、膻中、大椎、肺俞等穴位。

天灸疗法通常选择在三伏天进行。常言道“冬练三九，夏练三伏”，三伏天是一年之中最炎热的日子，具体时间是夏至过后的第三、第四个庚日及立秋后第一个庚日，分别称初伏、中伏、末伏。那么，为什么天灸疗法要选择在三伏酷暑进行呢？这是我们老祖宗几千年流传下来的经验了，叫做“冬病夏治”。“冬病”指在冬天易发或容易加重的病，如哮喘、过敏性鼻炎、虚寒胃痛等。此种病的患者多数体内阳气不足，寒从内生；到了冬令寒冷季节，更是内外寒气交困，雪上加霜。因此，我们选择在夏天三伏时节治疗，此时自然界阳气旺盛，人体气血通畅、腠理开泄，敷贴治疗最易刺激穴位、激发经气、深达脏腑，是治疗内脏痼疾的最好时机。其实这跟我们晾晒衣被是一样道理，在烈日炎炎之下晾晒湿冷的衣服，自然比在阴雨天晾晒要干爽透彻多了。而且，由于三伏天是庚日，五行属金，与肺相应，此时是肺经、肺脏气血最为通畅之时，对于哮喘等肺脏疾病而言更是治疗良机。

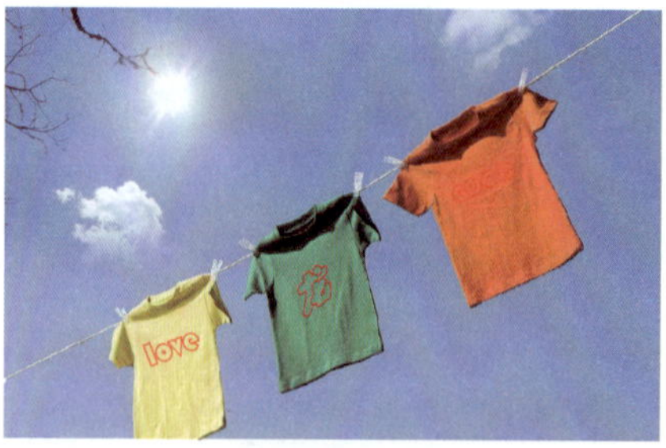

图 41　烈日下晾晒衣服（冬病夏治的原理）

歌诀：

内外相因哮喘起，病根源于痰和气。

攘外安内分缓急，三伏天灸效神奇。

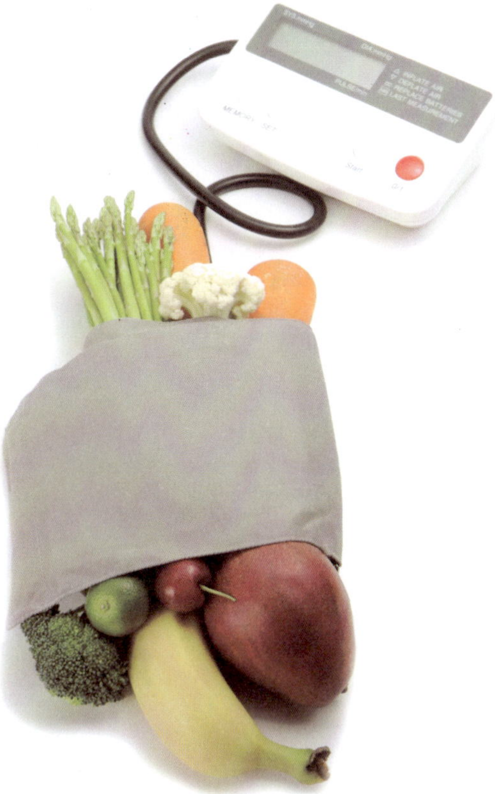

# 3 无声的杀手

## ——高血压病

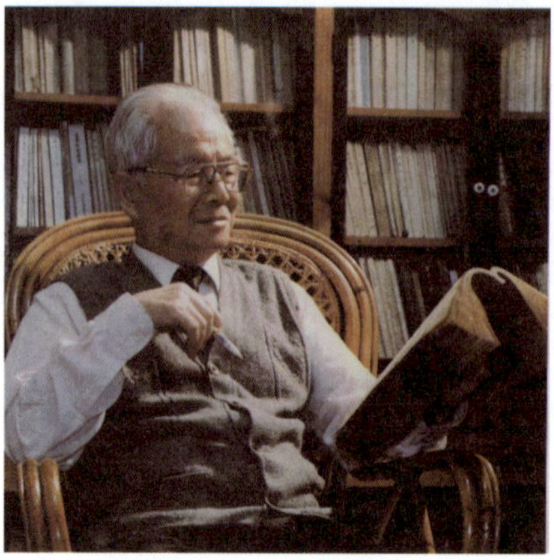

图 42　国医大师邓铁涛

提起邓铁涛，在中医界可谓无人不知、无人不晓。他从医 70 余年，以其深厚的中医造诣而被誉为当代中医泰斗、国医大师。邓老尤其擅长诊治心血管疾病，传说他治疗高血压病有一套锦囊妙计，脚上一个小小的穴位就可代替降压药。中医真的有如此神奇的力量？别惊讶，读完这一篇后，也许您就茅塞顿开……

# 高血压知“多少”

## 无声的杀手

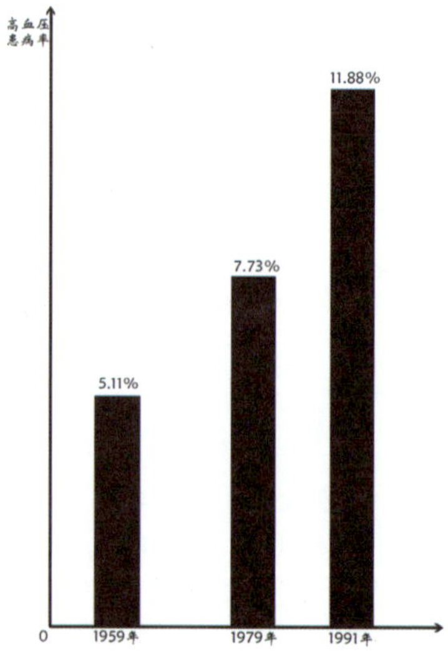


图 43　我国高血压患病率及增长趋势柱状图

现代社会物质文明飞跃发展，而“文明”背后，一系列的“富贵病”也随之加紧蔓延。高血压、冠心病、糖尿病……对普通老百姓来说已不再陌生。尤其是高血压病，在不少人看来就如同感冒那样平常。据统计，全世界约有 10 亿高血压病患者。10 亿，这是何等庞大的数字！全球人口有 70 亿，高血压病患者竟占据了近 1/6！中国虽说是发展中国家，情况也并不乐观：建国以来进行了三次（1959 年、1979 年、1991 年）全国成人血压普查，高血压患病率分别为 5.11%、7.73%与 11.88%，呈明显上升趋势。至 2004 年，我国高血压患者就已有 1.6 亿；2006 年，我国 18 岁以上成人高血压患病率高达 18.8%！

也许一些人会说："高血压病司空见惯了啦，不必大惊小怪。"但假如您了解高血压的危害，就不会对它掉以轻心了。高血压病的主要危害不在血压本身，而在于由血压升高而导致的心、脑、肾等重要脏器的损害。脑出血、脑梗塞、冠心病、心力衰竭、肾功能衰竭、尿毒症……都是高血压的常见并发症，而这些并发症又常常是高血压患者致残、致死的主要原因。除血压高外，高血压病还有"三高"——高发病率、高致残率、高死亡率。中央电视台 2005 年 9 月 19 日晚上 7 时 20 分播发："在我国每 15 秒钟就有一位高血压患者死亡。"这实在太可怕了。无怪乎医学界把高血压病称为"无声的杀手"。

## 血压之"高"

常常有亲友这样提问："我今天在医院测了血压 150，护士说这是高血压，真的吗？"看来，很多人对于高血压还真是一知半解。究竟什么是"血压"？正常的血压值是多少？血压高就是高血压吗？高血压和高血压病又是否等同呢？下面，我们就先来弄清楚这些基本概念。

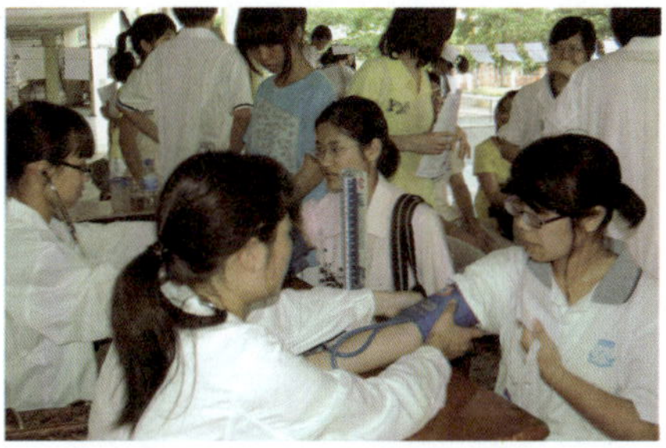

图 44　测血压

**血压**　血压是血液在血管内流动时，作用于血管壁的压力，它也是推动血液在血管内流动的动力。我们常常看到体检单上血压的标记是两个数值，比如 120/75mmHg，前面一个数值是收缩压，后面是舒张压。那么，什么是收缩压？什么是舒张压呢？我们都知道，人要有心跳才会活着。我们所感觉的"心跳"其实是心脏有节律地收缩和舒张。通过心脏有节律地收缩和舒张，人体的血液从心脏泵入动脉，流经毛细血管进行血液交换后，从静脉回流入心脏，这就形成了一条主要的人体血液循环路径——体循环。心脏收缩时，血液从心室泵入动脉，此时血液对动脉的压力最高，称为收缩压。心室舒张，动脉血管弹性回缩，血液仍慢慢继续向前流动，但血压下降，此时的压力就是舒张压了。人体有两条重要的血液循环路径——体循环和肺循环，体循环是大循环，我们通常说的血压指的都是体循环血压。

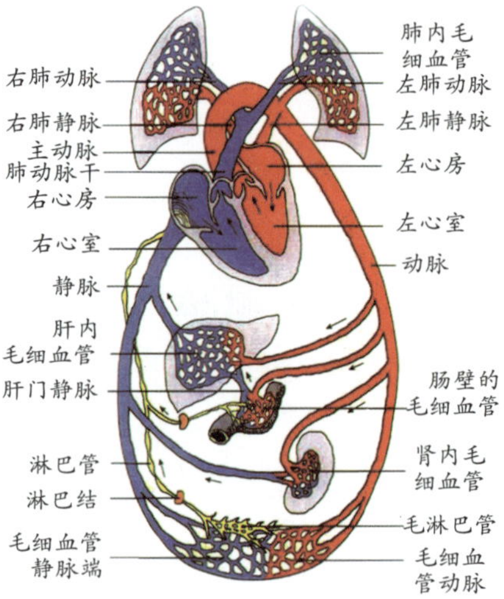


图 45　人体血液循环图

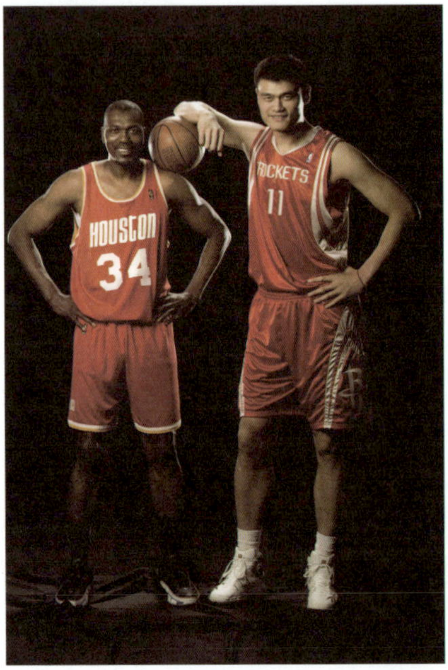


图 46　姚明曾一度被扣上“高血压”的帽子

**高血压**　人体正常的血压是，收缩压 90 ~ 140mmHg，舒张压 60 ~ 90mmHg。如果收缩压≥ 140mmHg 和（或）舒张压≥ 90mmHg，且持续存在，可确诊为高血压。然而必须明确的是，一过性的血压升高与高血压是不同的概念。2003 年的时候，有一则关于姚明的消息震惊体坛——“姚明得了高血压”。消息的由来是，姚明在一次训练中突然感到头晕、胸闷、气短，测血压为 149/110mmHg。姚明得了高血压？真是不可思议。那时的姚明还不足 23 岁，再说还是个顶级的运动员呢！后来总算弄清楚了状况：原来当时姚明是因为过度劳累和精神紧张导致暂时性的血压升高。但是，不能因为这样就胡乱给他扣上“高血压”的帽子。正常人的血压都是会波动的，失眠、受到刺激或精神紧张的情况下，血压都可能升高，但是过后血压又会恢复正常。也有一些人见到医生血压就会骤升，回家之后血压就会回落。凡此一类偶然升高的血压都不应划入“高血压”范畴，也无须治疗。

**高血压病**　高血压和高血压病也是不同的概念。我们根据引起血压升高的原因不同把高血压分为两类：原发性高血压和继发性高血压。前者是指病因和机制尚不明确而以血压升高为主要表现的一种独立性疾病，故又称高血压病。这类高血压可通过减压药物控制血压，却不能根治，其患者占所有高血压患者的95%。后者又称症状性高血压，是由于其他疾病（如原发性醛固酮综合征）而引起的继发性血压升高，一旦原发病被控制，高血压可望得到根治，此类患者占所有高血压患者的5%。 本章中我们主要讨论前者——原发性高血压（高血压病）。

## 风眩与高血压病

### 风眩——高血压病的中医病名

高血压病是现代医学的病名，自1896年意大利医生里瓦罗基发明血压计以来，才有这一疾病的诊断。而在血压计发明以前，人们又是如何认识这个疾病的呢？

人们认识疾病，往往是从症状入手的。高血压病有什么症状呢？最常见的就是眩晕，其次是头痛、头胀，还可伴随有疲乏、失眠、眼花、记忆力减退等症状。古代中医没有血压的概念，高血压病患者之所以就诊，是因为他们感到身体上的这些不适。而古代医生也是根据患者诉说的疾病症状，记录作为病名，如“眩晕”、“头痛”、“失眠”等。换句话说，现在所讲的“高血压病”，就相当于中医古籍里一部分的“眩晕”、“头痛”、“失眠”病等，其中又以“眩晕”与高血压病关系最为密切。

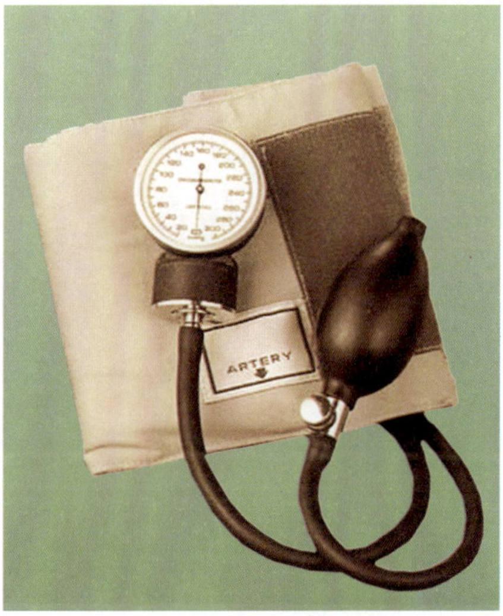

图47 100年前发明的血压计

在中医古籍里，还记载一种叫“肝风”的病症，也与高血压病有关。这又是怎么回事呢？《内经·素问》有一句话：“诸风掉眩，皆属于肝”。意思是，眩晕、震颤等都是由“风”引起的病症，说到底是肝脏出了问题。实际上，这简短的8个字，是对高血压病主要症状、病机、病位的最好概括。中医认为，高血压病患者之所以常常出现眩晕等症状，是因为体内有“风”，而内风的产生，与肝脏的关系最为密切。

中医诊断肝脏的问题，常常会跟一种脉象联系起来——弦脉。什么是弦脉呢？其实很形象：想像一下我们把手搭在琴弦上的感觉就大概明白了。很多与肝脏有关的病症，比如肝硬化、中风、月经不调乃至于情志不畅（抑郁、愤怒等），常会出现弦脉。高血压病也是一样。中医师给高血压患者把脉的时候就发现，多数患者的脉象不像正常脉那么柔和，而是“如按琴弦”——这就是典型的弦脉了。

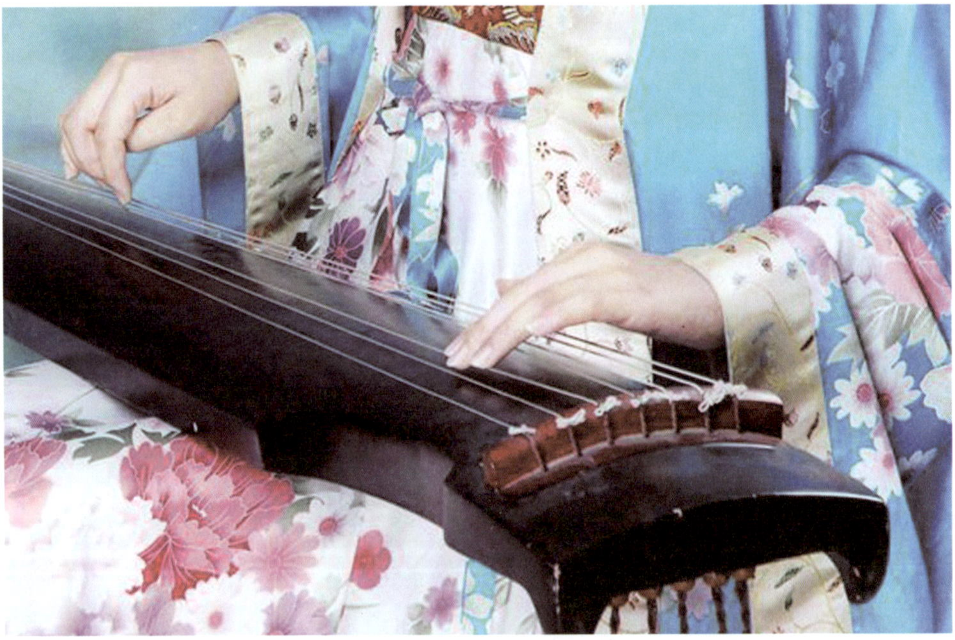

图 48　抚琴图

由此，现代中医学结合传统中医学与现代医学对该病的认识，把高血压病称为“风眩” 病——以眩晕、头痛、血压增高、脉弦等为主要表现的眩晕类疾病。“风眩”这个病名，从中医的角度高度概括了高血压病的主要症状（眩晕）、主要病机（内风）和主要病位（肝脏）。

## 风眩的发生——高血压病与肝、肾的联系

### “无风不作眩”

关于眩晕的发生，中医言“诸风掉眩，皆属于肝”，此外还有“无风不作眩”

的说法。我们都知道，高血压病属于现代医学的心血管疾病，那么，在中医学里怎么又跟“风”、“肝”扯上关系了呢？这里的“风”究竟有什么特别的含义？“肝”与我们平素所认识的“肝”、现代医学所指的“肝”又有什么不同呢？

这就要从中医的五行学说说起。中医学有个重要的思维方法，叫做“取类比象”，即逻辑学上说的“类比法”，就是把某些方面（如性质、特征等）相同、相似的事物或现象归为同一类，并由此推断出它们在其他方面的相似点。比如春天、风、肝这 3 种事物或现象就是同一类，归属于五行之中“木”的范畴。

《尚书·周书·洪范》说：“水曰润下，火曰炎上，木曰曲直，金曰从革，土爰稼穑”，这是对五行特性的经典性概括。木曰曲直，所谓“曲直”，即“枝曲干直”的缩语，是对树木生长形态的生动描述，言其主干挺直向上，树枝曲折向外。从树木的向上生长、向外扩展、枝疏叶茂等现象，引申为木有生长、兴发、生机、条达、舒展等特征。春天万物生发，春风过处万象更新，可见春、风都具有上述“木”的特性，因此五行属“木”。

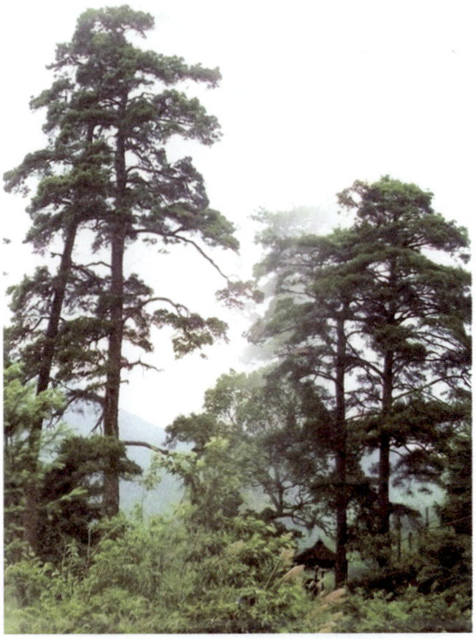

图 49 “枝曲干直”的树木

前面在支气管哮喘一章中我们谈到，人体是一个以肝、心、脾、肺、肾五脏为中心的整体，五脏对应于五行。人体的肝脏，是一个疏泄情志、调畅气血的脏腑。人生气发怒，叫“动肝火”；闷闷不乐，叫“肝郁”；甚至于心情不好或情绪紧张，影响吃饭的胃口、月经不调等，这些都是肝脏疏泄情志、调畅气血功能失常的病理表现。由于肝脏在生理上具有条达、舒展的特性，具有“木”的特性，因此肝五行属“木”，称为“风木之脏”。

自然界风吹树动是我们再熟悉不过的现象了，那么在人身上出现晕眩、震颤这些症状呢，中医认为这是“内风”所致。内风的产生，多是肝脏阳气过盛，气血上涌导致，中医称作“肝阳化风”。

由此我们知道，高血压病的形成与人体肝脏功能失调有着极为重要的联系。为什么经常情绪激动、愤怒、焦躁、精神紧张的人容易得高血压？道理即在于此。肝是主宰情志疏泄的脏器，这些不良情绪最容易损害到我们的肝脏，导致肝脏出现阴虚阳亢、肝火亢盛等病理变化，成为高血压病发生发展的病理基础。

## "无虚不作眩"

阴、阳、气、血是人体赖以生存的4种基本物质。肝脏同样要有阴、阳、气、血的滋养，因此有肝阴、肝阳、肝气、肝血之分。阴和阳，是一对对立制约的关系，就像水跟火一样，一寒一暖，一静一动，一升一降……正常情况下，阴和阳须保持一定的平衡。在自然界中，有太阳与月亮、白天和黑夜、春夏与秋冬等的转化与平衡；人体也是一样，要保持"阴平阳秘"的平衡状态，才健康不生病。一旦阴阳的平衡关系被打破，阴多一些阳少一些，或着阳多一些阴少一些，都可能导致人体出现相应的病理变化。比如高血压患者，就常常存在阴阳水火失衡的病理状况。前面我们提到"肝阳化风"，即是肝脏阳气过亢，上旋化风，患者可见头晕目眩、头胀头痛、面红目赤等阳亢症状。也有一部分高血压病患者，表现的则是肝火亢盛、气血上涌的症状，如头胀头痛、面红目赤、心烦易怒、口苦胁痛等。这些都是肝脏阳热（火）过旺的表现。

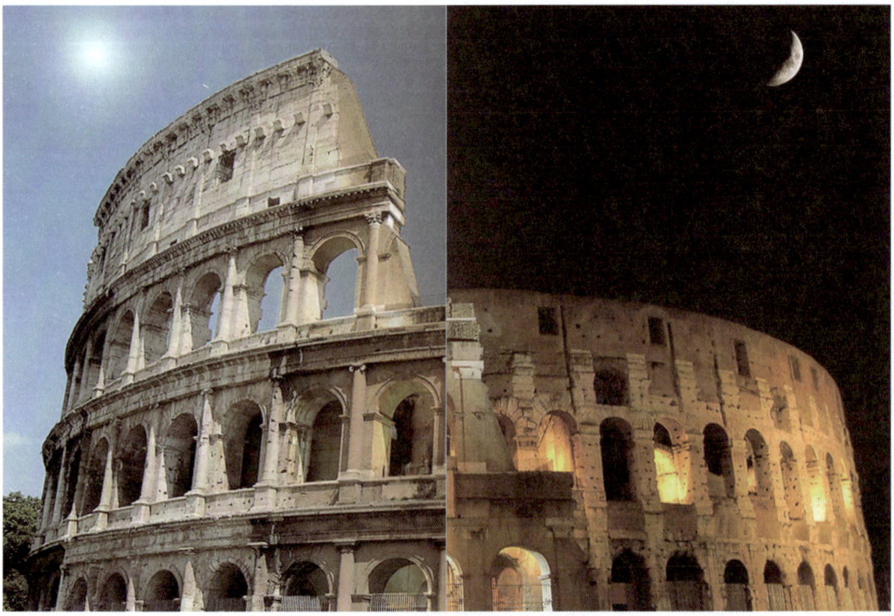

图50 白天和黑夜是自然界的阴阳平衡

除此之外，高血压病患者还存在肝阴、肾水不足的一面，并且，这种病理状况往往是导致或加重肝脏阳热上亢的根源所在。所谓阴阳水火对立制约，阴水不足则阳热更旺，肝阳升发失制而导致了内风的产生。很多高血压病患者，除上述头晕目眩、头胀头痛、面红目赤等症状外，还有腰膝酸软、眼花耳鸣、失眠健忘等，这正是肝肾阴虚的表现。

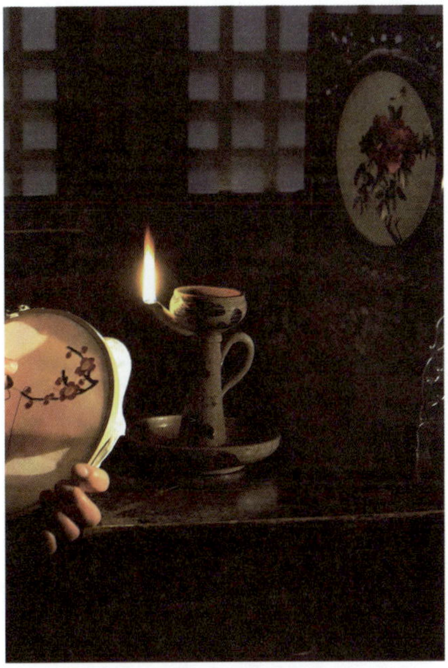

图 51　人的生命如同燃烧的油灯

说到这里，细心的读者可能有疑惑了：前面我们不是一直都在讲肝脏与“内风”形成的关系吗，怎么又冒出一个肾脏来呢？在中医学里，有“肝肾同源”的说法。肝肾同处人体下焦，肾五行属水，为水脏，肝阴有赖于肾水滋养，肝血由肾精转化。一旦肾中阴精不足，肝失其濡养，就容易导致阴亏阳亢而化风。中医把这种病理状况形象地叫做——“水不涵木”。

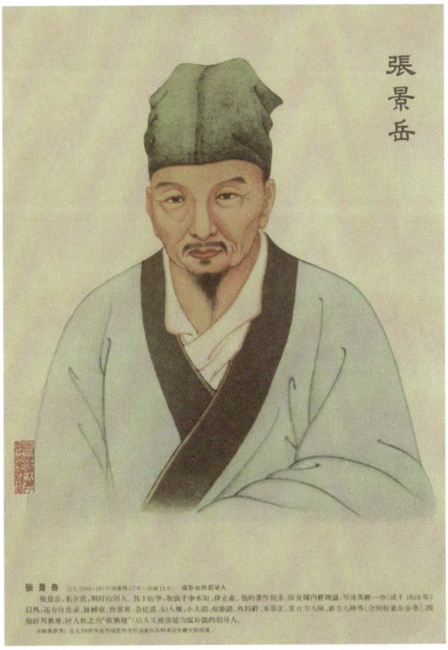


图 52　明代医家张景岳，提出“无虚不作眩”

我们都知道，绝大部分的高血压病患者都是中老年人，再严格考究起来，就是 40 岁以后的中老年人。为什么呢？实际上就与“肾精亏虚”有关。人体的肾精，就如油灯里的油一样，会随着时间不断消耗。《内经 · 素问》里说“年四十而阴气自半也”。人的年龄过了四十岁，肾中精气已经减少了一半了；随着年龄的不断衰老，肾精也将不断消耗殆尽。

再说到饮食。高盐饮食是公认的高血

压病危险因素。食盐摄入越多，血压值就越高，其原因也与消耗肾精有关。饮食中酸、甘、苦、辛、咸五味，分别对应人的肝、脾、心、肺、肾五脏。咸味入肾，饮食过咸会消耗肾脏的阴精，久而久之形成肾精亏虚的病理变化。

由此可见，高血压病的发生，不仅与肝脏有着直接的联系，也与肾脏的病理变化有关。肝肾阴虚是导致或加重肝阳上亢化风的根源。明代医家张景岳提出“无虚不作眩”，正是这样的道理。

### “无痰不作眩”

金元时期医家朱丹溪又提出“无痰不作眩”，指出“痰”是眩晕发作的又一重要病理因素。关于痰，我们在哮喘病篇中已有所介绍，它可以是我们平常看到的从口里吐出来的痰，也可以是我们看不见的，甚至是身体里无形的痰。影响高血压病眩晕发作的“痰”，即是后者。

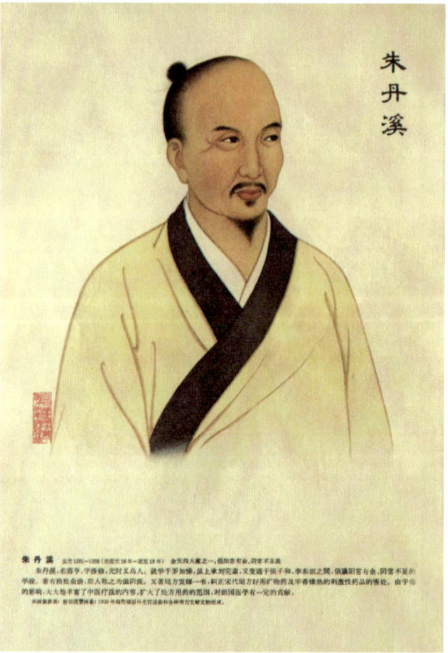


图 53 朱丹溪，金元四大家之一，提出“无痰不作眩”

高血压病是典型的“富贵病”。现代医学认为，高脂高蛋白饮食、过量饮酒等，会导致血液中高甘油三酯、高胆固醇，进而引起血液浓、黏、聚、凝的流变学异常，形成动脉粥样硬化斑块沉积在血管壁，从而引起血压的增高。从中医的角度分析，过量饮酒、长期进食肥甘厚腻饮食等，是形成“痰浊”等病理产物的根源。“痰浊”是什么呢？简单说来，就是身体里面产生的一种垃圾。血液中高甘油三酯、高胆固醇等，都属于“痰浊”。痰浊留滞，痹阻血脉，会导致血流缓慢、血液黏稠甚至血聚成瘀。高血压病患者血管里形成的粥样硬化斑块，实质上就是痰浊和血瘀共同结聚而成。

很多高血压病患者，除了存在前面所说的肝肾阴虚、肝阳化风的病理变化外，还常兼夹痰浊和血瘀。肝风夹痰浊蒙蔽头面，患者见头目昏重，伴胸闷气短、肥胖痰多等；肝风夹痰瘀痹阻经脉，患者见手足麻木等。

综上所述，高血压病的形成，是在年龄、饮食、情志等多种因素共同作用下，机体肝肾阴精亏虚，水不涵木，肝阳上亢而化风；肝风夹痰浊上蒙清窍，痰瘀痹阻血脉而成风眩之病。“无风不作眩”、“无虚不作眩”、“无痰不作眩”三句话，正是高血压病病理机制的经典概括。临床上，我们可以看到高血压病的症状主要分以下几大类：一是肝肾阴虚症状如眼睛干涩、眼花耳鸣、失眠健忘、腰膝酸软等；二是阴虚基础上出现如头胀头痛、面红目赤、烦躁易怒等阳亢症状；三是肝风内动的症状，如眩晕、肢体麻木震颤等；四是头晕头痛、头重如蒙、肢体麻木、形体肥胖、胸闷气短等痰瘀内阻的证候；此外，头晕头痛、目赤口苦、烦躁易怒、胸胁胀痛等肝火亢盛症状也常见。

## 出奇制胜的中医降压法

前面我们谈论了高血压病的中医认识。您一定没想到，现代医学所说的高血压病，在中医看来，是体内刮起的“内风”；您也一定很惊讶，在现代医学中归属于心血管疾病的高血压，在中医眼里，它的发生发展却是跟另外的脏腑——肝、肾密切相关。在高血压病的治疗上，中医也是出奇制胜，中医降压重在“熄风”，熄风之要在于调理肝肾、调整阴阳。

### 调理肝肾，上病下取

常言道“用药如用兵”。中医治病，首先要摸清疾病的寒热虚实，所谓知己知彼，才能百战不殆；其次是在此基础上，巧用战略战术，才能克敌制胜。

下面我们先讲一个历史上著名的战例：公元前354年的战国时期，魏国大将庞涓率八万大军围攻赵国都城邯郸，赵王求救于齐。齐王派田忌、孙膑率兵救赵。当时，田忌准备举兵直趋邯郸，却被孙膑阻止。孙膑说，目前魏国精锐部队都集中在赵，内部空虚，我们不如避实就虚，进军魏都大梁（今河南开封），魏军势必急忙撤军回师自救，到那时我们可以乘其兵疲马乏，半路截击大败魏军。孙膑此计果然取得了预期效果，不仅解救了赵都，还大挫了魏军的兵力。这就是著名的“围魏救赵”的故事。

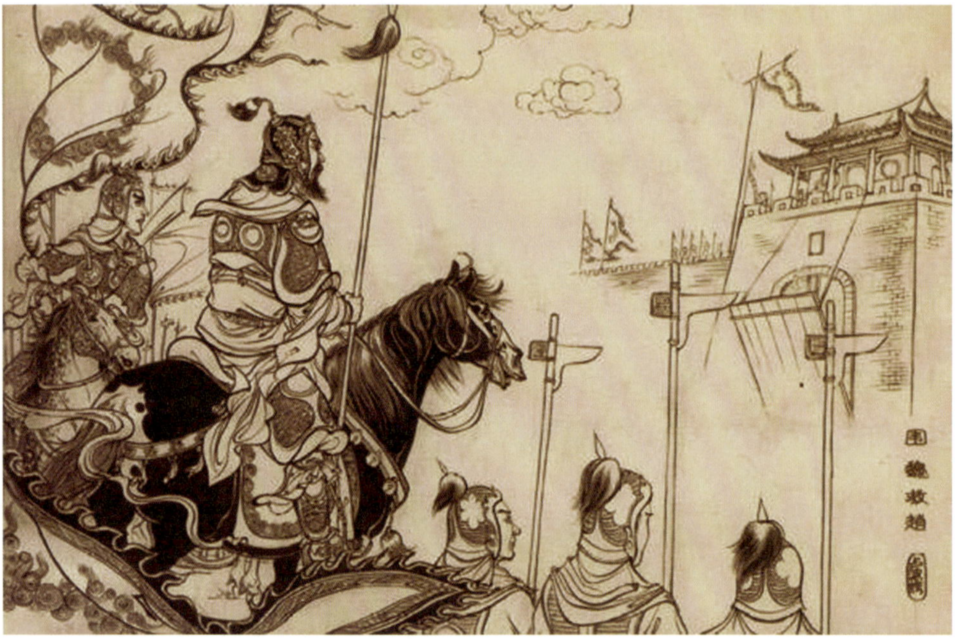

图 54　围魏救赵

前面提到国医大师邓铁涛教授采用脚上的穴位降血压，就是用了“围魏救赵”的兵法。为什么这么说呢？高血压病是一种上实下虚的疾病，“上实”是指肝阳上亢，“下虚”系肝肾阴虚。针对这样的病理状况，邓老避实就虚，上病下取——他盯上了脚上的太冲穴（肝经原穴，也就是肝经原气输注的地方），通过刺激太冲穴调节肝经、平冲降逆，从而起到降压的功效。

记得我读本科的时候，一位讲授《中药学》的老师很神奇，他讲课的时候总是会传授很多简便廉验的治病秘方。有一次我就请教他：“控制高血压有什么好办法？”老师告诉我“睡觉之前热水泡脚”。乍一听，有点愕然，后来一想：“这不就是引火归源的道理嘛！”引火归源是中医特有的一种治法，顾名思义，就是引虚浮之火（或称离源之火）归于本源，是针对虚火上浮、火不归源而设的一种治疗方法，它还有另一种形象的叫法——“导龙入海”。人体肝、肾的经脉均起于双足，尤其肾经起于脚底的涌泉穴，通过热水泡脚的方法，于肝肾经脉源头处微微升火，从而引导上亢的肝阳、上炎之虚火、上涌之气血下潜归位。这不，又是“围魏救赵”战略战术的巧妙运用。不过，我们的邓铁涛老教授更是技高一筹，他拟定了专门治疗高血压病的浴足方：采用怀牛膝、川芎、天麻、钩藤、夏枯草、吴茱萸、肉桂等补益肝肾、平肝熄风的中药加水煎煮后，取汁趁温热浴足，这样就将中药药效和热水浴足合二为一，两者相得益彰，降压效果自然更加显著了。

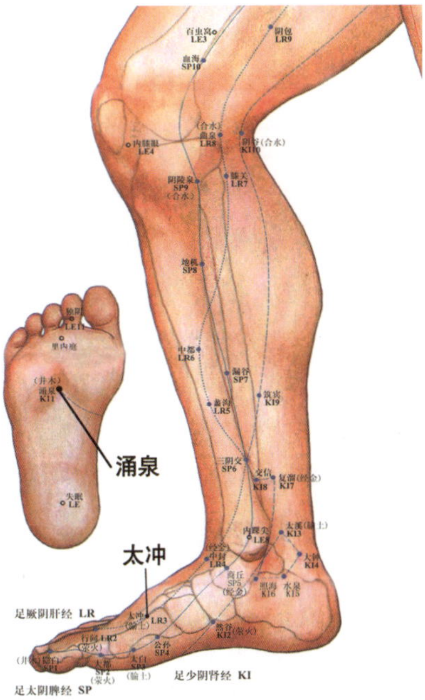


图 55　下肢肝肾经脉循行、肝经原穴太冲穴及肾经原穴涌泉穴

## 调整阴阳，以平为期

中医治病讲兵法，用药也讲哲学。比如中医治疗上有一个核心理念，叫做“以平为期”，就是中国哲学中庸之道、讲求平衡的体现。什么叫做“以平为期”呢？我们可以把人体看成一个坐标轴，中间原点“0”就是人体“阴平阳秘”的生理状态，两侧的负数和正数分别代表人体阴阳偏盛偏衰的病理状态。中医治疗的基本理念就是“纠偏”——纠正阴阳平衡失调的病理状态，目的是使人体尽量回复到原点“阴平阳秘”的健康状态。此即“以平为期”。

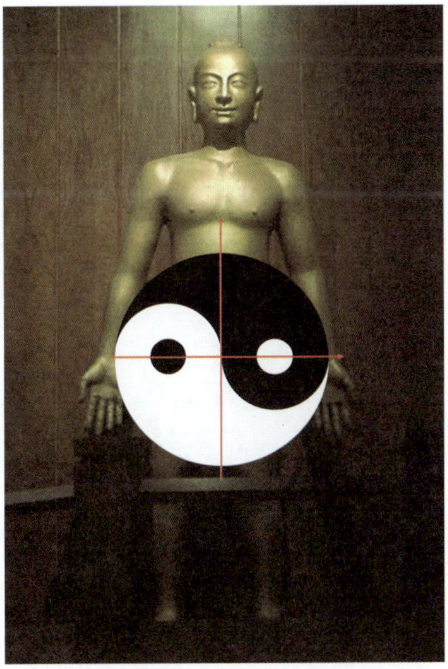

图 56　人体阴阳坐标轴

高血压病是一种典型的阴阳失衡的疾病。坐标的一端是肝肾阴虚，另一端是肝阳上亢而化风。因此，治疗高血压病，中医有两大基本方法：一是滋肾养肝（或称“滋水涵木”）；一为平肝熄风。药物方面，我们平时常见的中成药六味地黄丸、杞菊地黄丸、左归丸，其功效就是以滋养肝肾为主；而罗布麻茶及天麻、钩藤等中药则以平肝熄风为主。此外，石决明、代赭石、牡蛎、珍珠母等贝壳类、矿石类中药，也

可平抑肝阳，重镇降压；地龙、全蝎、蜈蚣等虫类药，则有通络熄风的功效，也常用于高血压病的治疗。

说到平肝熄风，在《红楼梦》里就有这么一个治疗的例子：纨绔子弟薛蟠娶了“河东狮吼”夏金桂，又纳丫鬟宝蟾为妾，两人整日里明争暗斗，闹得“家翻宅乱”，鸡犬不宁。有一日薛姨妈给气坏了，突发左胁疼痛，薛宝钗“明知是这个原故，也等不及医生来看，先叫人去买了几钱钩藤来，浓浓地煎了一碗给她母亲吃了。”究竟薛姨妈胁痛是什么“原故”呢？为什么宝钗采用钩藤治疗？读《红楼梦》的人都知道，薛宝钗对医理颇为精通。她知道，胁肋乃肝经所过，胁痛多是肝经、肝脏受病的表现。所谓“怒伤肝”，薛姨妈因气恼动了肝火、肝阳，灼伤肝阴，于是宝钗采用具有清泻肝火、平肝熄风功效的钩藤治疗其母的胁痛。如今，我们从薛姨妈的年龄、锦衣玉食的生活、长期对薛蟠的操心气恼、胁痛的症状和治疗等，可以推断其很可能就是一名高血压病患者。

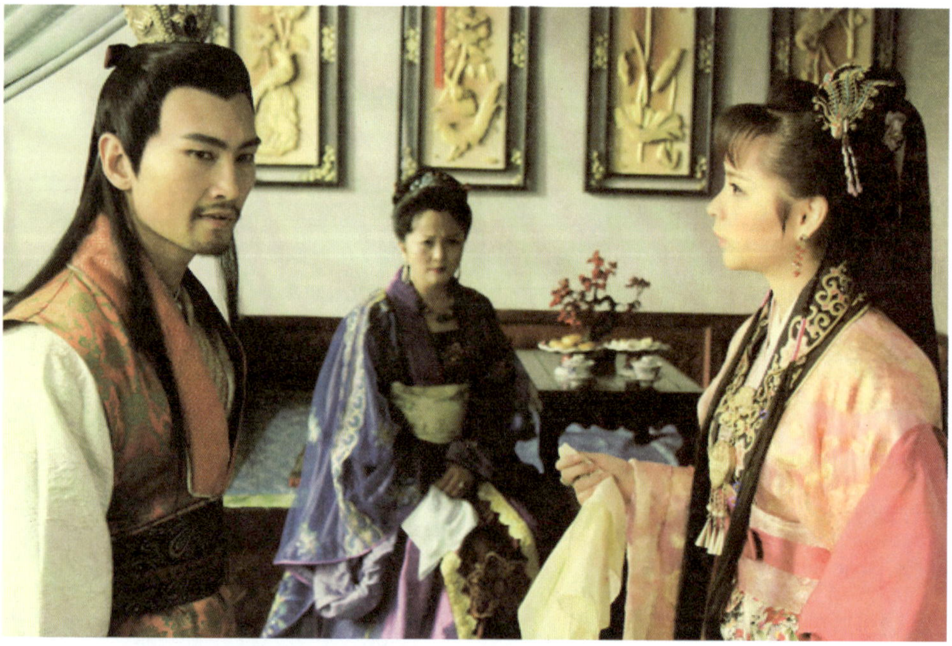

图 57 《红楼梦》中薛蟠、薛宝钗与薛姨妈一家

当然，小说不如真实的病案更具说服力：

某男，61 岁。自诉发现高血压 3 年，但无明显所苦，未作理会。目前因工作

紧张，日夜不息，遂见头晕头痛，面红发热，颈项拘急不舒，手臂酸痛不适，口苦，大便硬，小便如常，脉弦紧而缓，舌质红苔微黄腻 。测血压：22.1 / 12.4kPa（166/93 mmHg）。

处方：石决明、钩藤、杭菊、白蒺藜、茯神、生首乌、怀牛膝、生地、冬桑叶（药量略去）。配 3 剂，每日煎服 1 剂。

复诊：头胀痛大减，颈项及手臂亦松弛许多，但仍觉头晕。测血压：16.9 / 9.1kPa（127/68 mmHg）（自诉没有同时服用其他药物）。守方再服 3 剂。

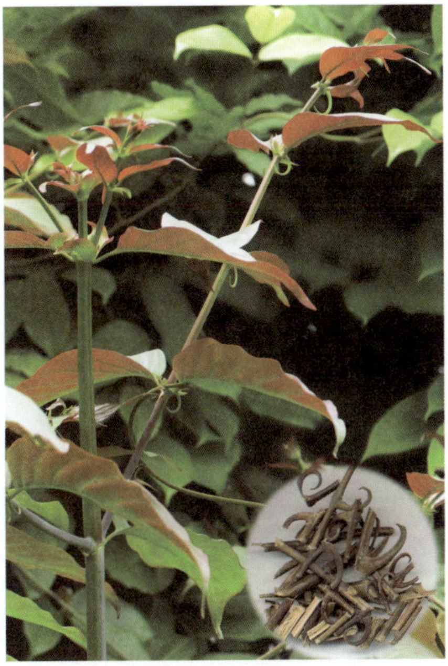

图 58　中药钩藤的植株和药材

这是广东省名中医、原广州市中医院院长刘惠纯治疗高血压病验案之一。我们看刘老的用药：生首乌、怀牛膝、生地滋养肝肾阴血，石决明、钩藤、白蒺藜平潜肝阳，辅以杭菊、冬桑叶驱风清肝，茯神化痰宁神。刘老用药简单，却切中患者阴虚阳亢、肝火旺盛的病机，3 剂中药就把患者的血压从 166/93 mmHg 下降至 127/68 mmHg，可谓效如桴鼓。

## 补虚泻实，治痰祛瘀

上面谈到的“以平为期”，其实并不限于阴阳失衡的调整，还包括对人体寒热、虚实的调整。广义而言，“平”就是健康的状态，“以平为期”的基本理念仍然是“纠偏”，使身体达到一种平衡的状态。中医基本治法“热者寒之，寒者热之”，“虚则补之，实则泻之”等都是这种理念的体现。高血压病作为一种虚实夹杂的疾病，滋养肝肾之阴，是为“虚则补之”；而泻肝火、平肝阳、熄肝风，为“实则泻之”。此外，针对患者存在的痰浊和血瘀，采用化痰泄浊、涤痰化瘀等方法以祛除痰瘀，也是“实则泻之”。

随着现代物质生活的富足，痰浊等病理因素在高血压病患者身上表现得越来越明显。很多高血压患者形体肥胖，常感胸闷、怠倦乏力，胃口不佳甚至恶心、痰多；生化检查提示血脂升高等，这些都是痰浊的表现。临床上，高血压病化痰泄浊越来越受到医生们的重视，半夏白术天麻汤、温胆汤、二陈汤等化痰经典方，亦常常被应用于高血压病的治疗中。

歌诀：

高血压病在肝肾，阴虚阳亢起风眩。

滋水涵木熄内风，治痰祛瘀药灵验。

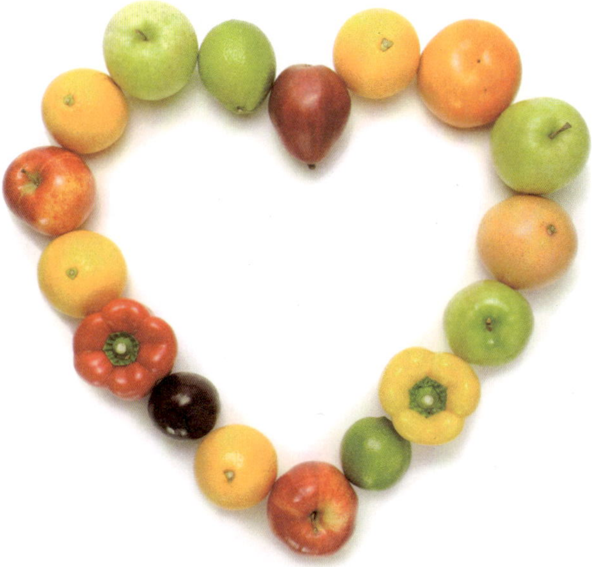

# 4 心脏的痛楚
## ——冠心病心绞痛

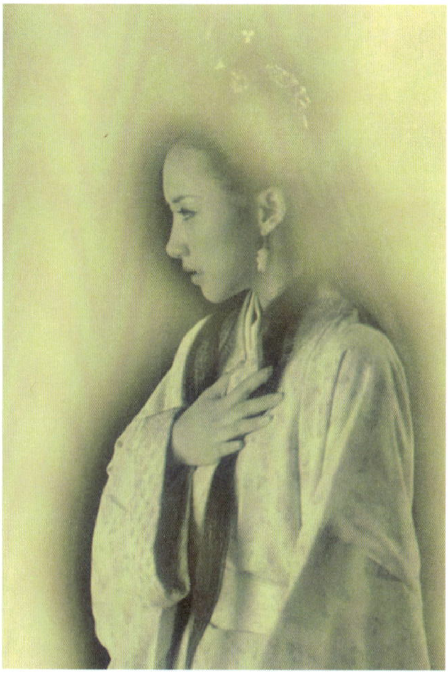

图 59　西子捧心

“艳色天下重，西施宁久微。朝为越溪女，暮作吴宫妃。”提起西施，在中国可谓家喻户晓，妇孺皆知。传说她的美貌居中国古代四大美女之首，就连鱼儿见了都看得出神，以至于不小心沉入水底。遗憾的是，这位绝色佳人却受着心痛病的折磨：每次病发，总是双手捂胸，双眉紧锁，实在揪心。然爱美之心人皆有之，于是“捧心”的病痛折磨摇身化成美丽的代名词。也有人心痛着美人的心痛，问道：“西施得的是不是冠心病啊？”传说终归是传说，就算真有捧心的西子，也早已湮没于历史的尘埃之中。但是，冠心病作为一种威胁现代人健康的最常见心脏病，却值得我们每个人真正去用心关注。在本篇中，就让我们一起来了解现代人最常见的“心痛”——冠心病心绞痛。

## 心痛之苦：胸痹心痛与心绞痛

张阿姨今年 55 岁，3 天前不慎受了风寒，诱发心痛的老毛病——左前胸憋闷疼痛，并且放射到左肩、左手臂。幸好张阿姨备有救急药物——硝酸甘油片，心痛发作时就赶快取 1 片含在舌下，过上几分钟心痛便会缓解。只是这药片虽然灵验，终究治标不治本。5 年来，只要天气一变或者情绪激动了，张阿姨的心痛病就很容易发作，而且发作次数、闷痛程度有增无减，实在揪心得很。

其实，张阿姨这种病并不少见，在我们周围 40 岁以上的中老年人当中，就有不少人有着同样的折磨和苦恼。它就是我们常听到的“冠心病心绞痛”，一种最常见的心血管疾病。冠心病常因劳累、情绪激动、饱食、受寒、吸烟等诱发，多表现为胸骨后憋闷疼痛，可放射到心前区、左肩背及左手臂内侧。假如疼痛呈一过性，经休息或含服硝酸酯类药物后数分钟内可以缓解者，便是心绞痛——我们最熟知的冠心病类型；如果疼痛发作严重，休息或含服硝酸酯类药物不能缓解，持续时间超过半小时者，极可能就是急性心肌梗死——冠心病当中严重的类型，若不及时有效抢救便会有生命危险。此外，冠心病还有其他三种类型，包括猝死、无症状性心肌缺血、缺血性心肌病。本章中，我们主要讨论冠心病中最常见的类型——心绞痛。

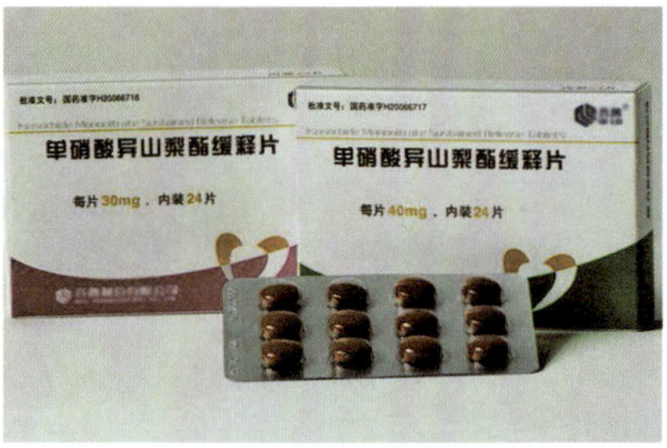

图 60　硝酸酯类药物

从上面的介绍和张阿姨的例子中，我们对冠心病心绞痛的发病年龄、诱因、症状表现等已有初步的了解。那么针对这种病有什么好的治疗方法吗？张阿姨通过舌下含服硝酸甘油片来应对心绞痛发作，但此药不能治本，面对越来越频繁的发作，张阿姨如何寻医问药呢？

张阿姨有幸找到了当时的名老中医——南京中医药大学的孟澍江教授。孟老诊后开了一个小小的处方，仅用全瓜蒌、薤白、细辛、川芎、生蒲黄、姜黄6味中药，药量也很轻，效果却很明显。张阿姨煎服 5 剂后，胸痛的症状明显缓解。再诊时孟老根据张阿姨自觉胸中有冷气、胃口不开等症状，在原方基础上加高良姜、山楂、大枣几味中药，前后服 25 剂后，痛势全消，病告痊愈。

孟老的处方用药，源自一首古方——栝蒌薤白白酒汤。这是东汉时“医圣”张仲景治疗“胸痹心痛”病的重要方剂之一，由瓜蒌、薤白两味中药加白酒煎煮而成，记载在《金匮要略 · 胸痹心痛短气病脉证治篇》中。此外，书中还记载有栝蒌薤白半夏汤、枳实薤白桂枝汤、人参汤等，也都是治疗“胸痹心痛”病的重要方剂。现代医家运用这些方剂治疗冠心病心绞痛，都取得了良好的效果。

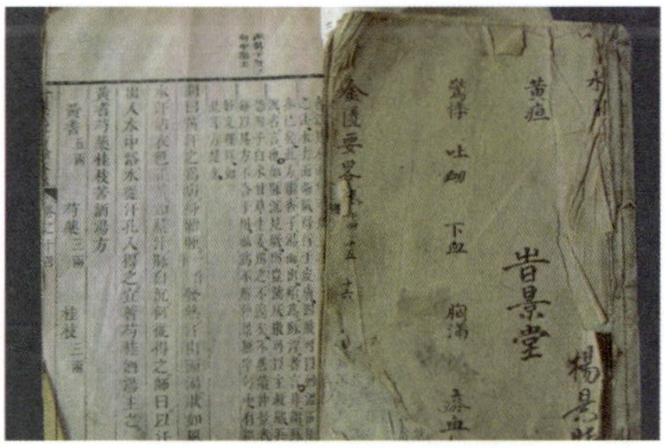
图 61　《金匮要略》书影

为什么应用以上古方能够治疗冠心病心绞痛呢？古代中医的“胸痹心痛”与

现代医学的“心绞痛”究竟有什么特殊的联系？

实际上，“胸痹心痛”可以说是“冠心病心绞痛”的古代病名。古代中医关于胸痹心痛病的论述有：“胸痹之病，喘息咳唾，胸背痛，短气……”“胸痹，不得卧，心痛彻背者……”等。归纳起来，胸痹心痛病的主要症状就是：胸部憋闷、疼痛，严重者胸痛放射到背部，呼吸时感到气不足，甚至气喘不能平卧等。这些症状其实就是冠心病心绞痛的常见症状，所不同的是，古代中医把出现这些症状的病症叫做“胸痹心痛”，而现代医学则将它命名为“冠心病心绞痛”。

还须指出的是，我们说病名“心绞痛”，并不等于其症状一定都是“心痛如刀绞”。冠心病心绞痛的疼痛症状有很多种，或是压榨样的闷痛，或刀绞样的疼痛，或为刺痛，或灼痛，还有的仅仅是憋闷、闷胀不适感。而且，疼痛发生的中心部位也往往不是在心脏，而是在心脏附近的胸骨之后。从这个意义上说，中医称该病为“胸痹心痛”，相比之下更为准确而全面地概括了本病的主要症状。关于“心痛”，中医古籍中还有“厥心痛”、“卒心痛”、“真心痛”等丰富记载。其中，“厥心痛”和“卒心痛”主要指现在的“心绞痛”，而“真心痛”则相当于急性心肌梗死。

不管西医说“冠心病心绞痛”，抑或中医说“胸痹心痛”，显然“心痛”（心胸部的憋闷疼痛）是本病最典型的表现。那么，是什么原因引起了“心痛”？中西医两种医学在对该病的认识上有何异同？

## 心痛之因：“不通则痛”与“不荣则痛”

### 西医：冠脉狭窄与心肌缺血

冠心病，实际上是“冠状动脉性心脏病”的简称，同时该病还有另外一个病名——“缺血性心脏病”。这两个病名的由来，都与该病的发生机制有关。

我们心脏的形状类似一个倒置的、前后略扁的圆锥体——犹如人的头部，在头顶上有一个升主动脉，分出了左右两侧的分支，即是左、右冠状动脉。这两支动脉就像树枝一样，沿着心脏表面继续向下、向四周一级级分叉，最终形成了环绕心脏的一顶“王冠”，而我们的心脏就是靠着这顶“王冠”供给充足的血液和氧气，才能正常地工作。如果冠状动脉出现狭窄或阻塞，心脏得不到所需的血液和氧气供给，就会导致冠心病的发生。

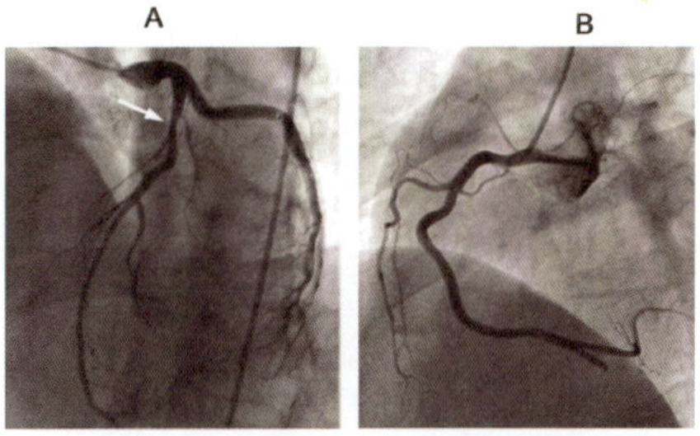


图 62 冠心病患者冠脉造影图

究竟是什么原因导致了冠脉的狭窄呢？这还是要说到病名。冠心病，全名还叫“冠状动脉粥样硬化性心脏病”，为什么这么叫呢？这就要进一步追溯到冠脉狭窄的源头了——动脉内壁粥样硬化斑块的形成。这些粥样硬化斑块源自于血管的老化和血液里的“环境污染”——比如高血脂、高血压、高血糖等。

我们都有这样的生活经验：塑料水管刚开始用时管壁均匀、柔韧性好，但是用久之后就会慢慢老化、变硬、变形。人的血管也是一样，随着年龄的衰老，血管会逐渐老化，血管壁变硬、受损，这就为血液里的“杂质”提供了不错的“栖身之所”。而长期过量饮食、高脂高蛋白饮食及过量饮酒的人，血液里有多余的脂质、糖类等长期浸淫，不断沉积在血管内壁，并破坏血管内壁结构，最终就形成粥样硬化斑块，造成血管壁的狭窄。就像一条原本清澈见底的小溪流，如果人们没有保护环境的意识，长期往溪里排放污水、乱扔垃圾的话，久而久之，溪里的淤泥、杂物就会越积越多，溪道就会越变越狭窄，甚至变成臭水沟。

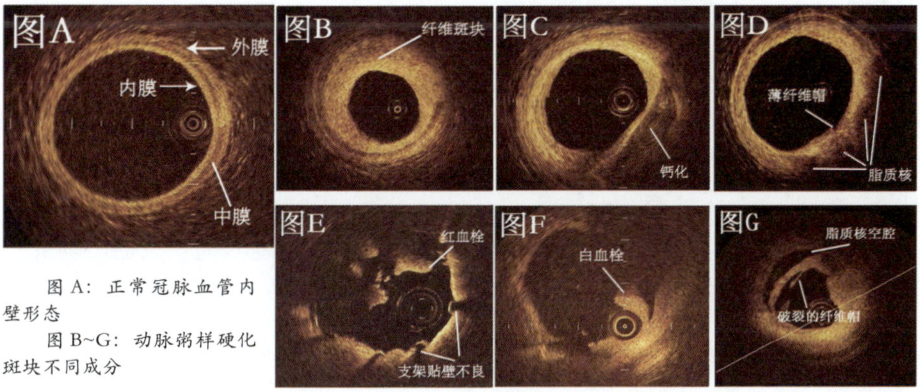


图 A：正常冠脉血管内壁形态

图 B~G：动脉粥样硬化斑块不同成分

图 63 OCT 对动脉粥样硬化斑块不同成分的识别

通常情况下，心脏具有一定的代偿能力，以适应冠脉狭窄或者部分分支闭塞引起的血氧供应减少的变化。但如果突然遇到天气变冷、情绪激动、过量饮食等诱因，进一步加重了冠脉的狭窄，或者引发了管壁粥样硬化斑块的脱落、出血进而阻塞冠脉，导致心肌急剧、暂时性的缺血缺氧时，就会有心绞痛的发生。

## 中医：“不通则痛”与“不荣则痛”

关于疼痛的发生，中医认为“不通则痛”、“不荣则痛”。“通”指通畅；“荣”是荣养之意。我们看痛经的妇女，有的是在月经前期下腹疼痛厉害，害怕按压等，这是“不通”引起的疼痛，等到子宫里的瘀块排出来后，腹痛就自然而然缓解了；也有的妇女痛经，是在月经后期，下腹疼痛绵绵，喜温喜按，这时要是喝点温热的红糖水就会慢慢缓解，这是子宫虚寒引起的疼痛，属于“不荣则痛”。“心痛”呢，疼痛发病部位不同，但“不通则痛”和“不荣则痛”的疼痛发生机理却与妇女痛经是一样的。

### “不通则痛”

中医认为，心痛的发生，主要是“心脉痹阻不畅”引起的。“心脉”者，荣养心脏的经脉、血脉。如果与西医的解释——“冠脉狭窄阻塞”一对比，您就会发现，其实两者可谓异曲同工，不谋而合。不过，究竟是什么引起心脉不通，中医自有其独特的见解：阴寒、痰浊、血瘀、气滞等因素痹阻心脉，导致心脉不畅，从而引发心痛。下面我们就具体来谈谈这几大心绞痛致病因素。

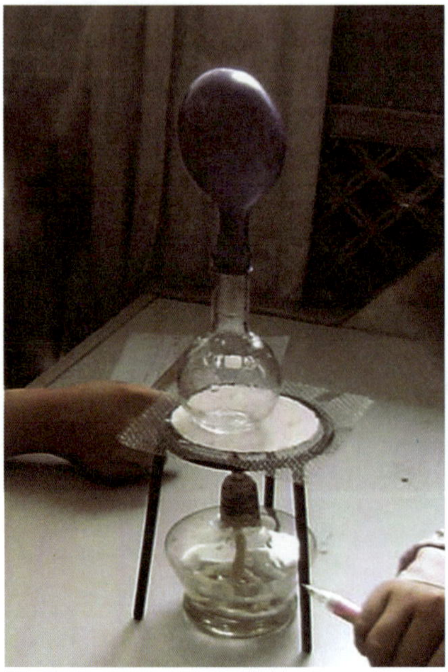

图 64　空气热胀冷缩

**阴寒**　和病案中的张阿姨一样，很多冠心病患者常因受寒而诱发心绞痛。什么道理呢？我们有个很熟悉的物理名词叫“热胀冷缩”，中医也说“寒则收引”。在寒冷的状态下，物体会收缩，水液会凝固结冰。人的血管也一样，遇寒也会收缩，血流速度会变慢；当寒气来的太快太猛的时候，甚至会出现血管痉挛，血液凝滞，于是成为引起或加重“心脉不畅”的重要因素之一。正如《素问·调经论》中指出的：“寒气积于胸中而不泻，不泻则温气去，寒独留则血凝泣，凝则脉不通。”我们全身血液的供给，都是从心脏泵出来的，可以说，心脏就是生命的动力泵，是生命的太阳。人体五脏与五行相对应，心脏属于五行中的火脏。阳气对于心脏而言，极为重要。阴寒之邪侵入心脉，无疑是以水浇火，后果可想而知。

**痰浊**　上一章中，我们介绍过“痰”，这是人体津液代谢失常而产生的病理产物。“脾为生痰之源”，痰的产生，与脾胃消化关系密切。中医认为“肥人多痰湿”。肥胖的人，多数是因为多食甚至暴饮暴食、喜欢吃甜食或油腻多脂的食物，结果造成了脂肪的堆积。过量饮食、肥甘厚腻饮食，超过了脾胃正常的负荷，不仅不能转化为营养物质，反而变成不利于身体的垃圾产物——“痰浊”。血液里多余的胆固醇、脂类和身上多余的脂肪等，都属于“痰浊”；由脂质堆积而成的动脉粥样硬化斑块，也是一种痰浊。痰浊痹阻心脉，是冠心病心绞痛的重要病机之一。我们看高血压、高血脂、糖尿病患者，都是冠心病的高危人群，为什么呢？其实就因为这些人长期营养过剩而造成了痰浊堆积；另外，心绞痛发作还有一个诱发因素——暴饮暴食，原因也在于此。

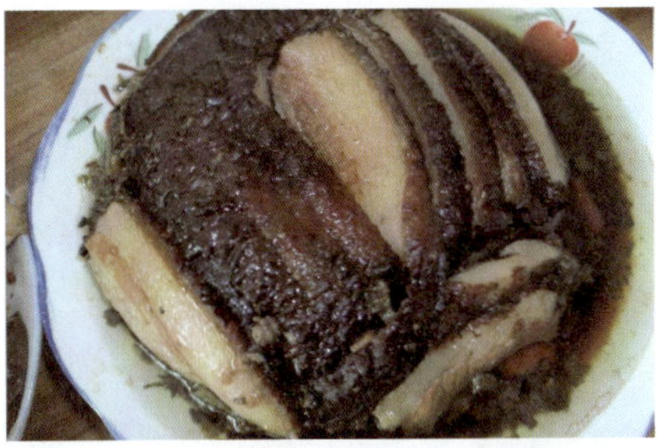

图 65　肥甘厚腻饮食容易在体内酿成“痰浊”

**血瘀**　血液周流全身，血流不畅则成瘀。关于血瘀，我们见得最多的，便是跌打损伤后受伤部位出现青紫的瘀点瘀斑，这种瘀是血液溢出脉外形成的，称为“离经之血”；而有的瘀是在脉内形成的，比如血栓，就是脉管内的有形之瘀；此外，各种因素引起的血行滞慢，也属于瘀，这是无形之瘀。存在血瘀的人，除了局部有瘀点、瘀斑、瘀块的形成外，还会有疼痛，这种疼痛一般部位固定，而且在夜里会更加明显；此外，也会表现在舌头

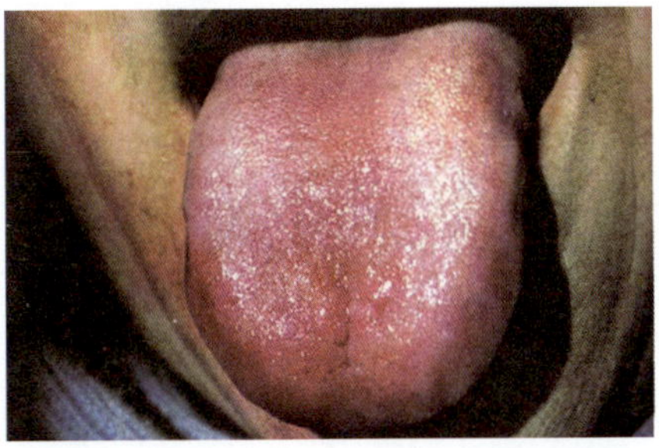

图 66　瘀血舌象之一：舌体上出现瘀点或瘀斑

上出现瘀点瘀斑、舌色青紫暗、舌下络脉曲张等。有研究者专门对比了冠心病患者和非冠心病患者的舌象，结果就发现冠心病组 112 例中有舌下络脉变化者 100 例(89.29%)，而非冠心病组 88 例有舌下络脉变化者只有 17 例(19.32%)。另外，有舌下络脉变化的 100 例冠心病人中，舌黯(或紫)49 例(49.00%)；无舌下络脉变化的 12 例中，舌黯(或紫)3 例(25.00%)。非冠心病组有舌下络脉变化的 17 例中，舌黯(或紫)者 10 例(58.82%)；无舌下络脉变化的 71 例中，舌黯(或紫)者 4 例(5.63%)。由此可见血瘀与冠心病之间的联系。

**气滞** 气滞，即气行不通畅。人体内气和血一样周流全身，哪里气运行不畅，就在哪里产生胀痛或憋闷不适感。比如前面说的妇女痛经，有人一到经期下腹就胀鼓鼓的，痛得很难受，等到经期一过，腹部又平软下来——这种类型的痛经，主要是跟气滞有关。有些冠心病患者，其心绞痛主要表现为胸部的胀闷不适，那么就主要是气滞因素在作怪了。气滞还跟人的情志关系密切。人有七情六欲，七情者，喜、怒、忧、思、悲、恐、惊。沈金鳌在《杂病源流犀烛·心病源流》中指出，除“喜之气能散外，余皆足令心气郁结而为痛也”。我们在临床中也发现，不少冠心病患者也往往因为情志波动而发作心绞痛。

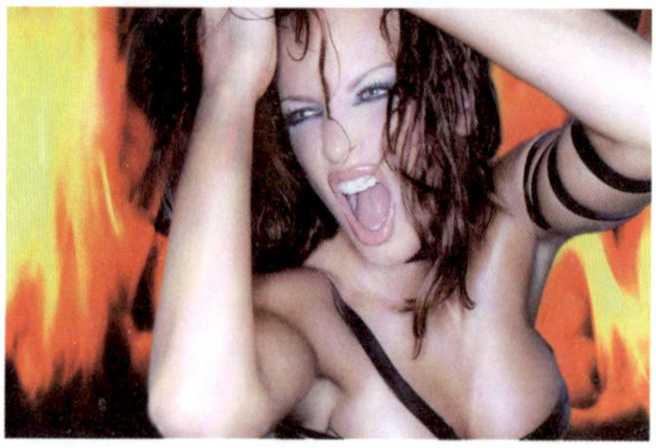

图 67　发怒是心绞痛发作的常见诱因之一

## “不荣则痛”

自然界的花草树木，有荣枯的变化；人的生命，有生、长、壮、老、已的历程。脏腑也如是。人过中年，气血阴阳逐渐亏虚，脏腑失却濡养，犹如树木之枯槁不荣。中医说，“不荣则痛”。我们的心脏，靠着气、血、阴、阳的滋养，才能生生不息。“人过四十，阴气自半”，此时阴阳气血都存在或多或少的亏虚，心脏失于濡养，从而也导致疼痛的发生。在症状上，我们可以看到，冠心病患者存在各种“虚象”：或以气虚症状明显，如乏力气短、动则汗出、神疲懒言、面色皖白等；或伴见四肢欠温、神疲怯寒等阳虚症状；有的伴有颜面潮热、心烦口干、睡时汗出明显、手足心热等阴虚之象；也有伴见面白无华、心慌失眠、头晕目眩等血虚症状者。这些都是“不荣”的外在表现。另外，很多冠心病患者常常因为劳累诱发心绞痛，也跟“不荣”有关。中医说“劳则耗气”，因此会加重原本的心气（阳）亏虚，进而诱发心绞痛。而在现代医学看来，劳累会增加心脏的耗氧量，从而加重心肌的缺血缺氧，因而诱发冠心病。可见，中医心脏“不荣则痛”的机理，与西医心肌缺血缺氧引起心绞痛的机理，也颇为神似。

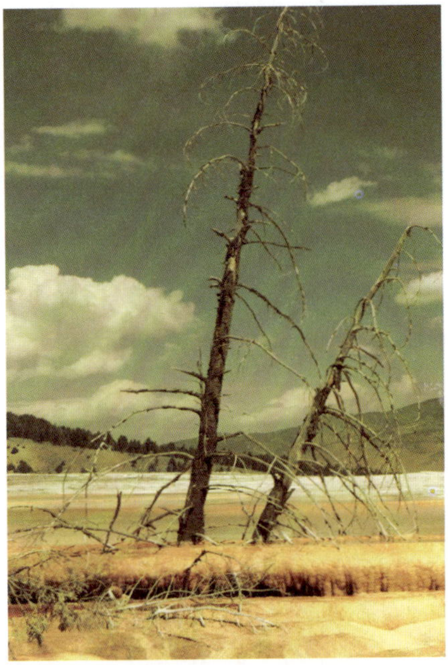

图 68 人体气血亏虚，好像树木枯槁失于滋养

综上，“不通则痛”与“不荣则痛”，前者是邪实（比如前面说的阴寒、痰浊、血瘀、气滞等有害因素）引起，后者为正虚（气、血、阴、阳这些生命所需物质缺乏）所致。机理不同，两者疼痛性质、程度、急缓也不一样。同样是心绞痛患者，有的人疼痛发作很急，痛得很厉害，而且疼痛部位很怕被触碰按压；而有的患者却是疼痛隐隐，痛势绵绵，并且喜欢按压住疼痛部位，觉得按压之后疼痛会有所缓解。前者是邪实导致“不通”的疼痛，后者则为正虚引起“不荣”的疼痛。

## 心痛之治：“通则不痛”与“荣则不痛”

### 心绞痛的西医治疗

很多冠心病患者都知道，平时要在身上备着硝酸甘油片或消心痛片等硝酸酯类药物，一旦心绞痛发作，立即舌下含服 1 片硝酸甘油或消心痛，症状便很快得以缓解。这是什么道理呢？——舌下含服硝酸酯类药物，能在短时间内扩张冠状动脉，迅速缓解冠脉狭窄或阻塞。但是，这只是应对心绞痛发作的治标之举。那么，对付冠心病心绞痛，现代医学还有什么好办法呢？

目前现代医学治疗冠心病主要有以下 3 种方法：药物治疗、介入治疗、外科手术。

**药物治疗** 是所有治疗的基础，作用主要包括扩张冠脉以缓解症状；调节血脂、抗凝、保护血管内皮，以延缓冠脉粥样硬化病变的发展；减低心肌耗氧量，增加心肌血氧供应以保护心肌等。所用药物包括硝酸酯类药物（如消心痛片）、β 受体阻滞剂（如康可）、钙离子拮抗剂（如拜心同、络活喜）、抗凝剂（华法林、阿司匹林等）、调脂药（如力平脂等）。

**介入治疗** 如经皮冠状动脉腔内成形术及冠脉支架术等，目的是解除或缓解冠脉的狭窄。

**外科手术治疗** 是指冠状动脉旁路移植术，即冠脉搭桥术，目的是通过“搭桥改道”以恢复冠脉血液流通和心肌血氧供应。

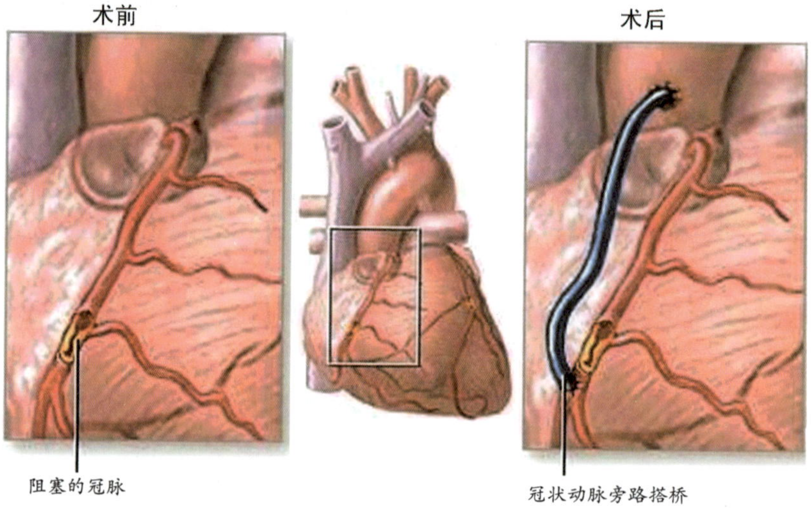

图 69 冠脉搭桥术

综观西医各种治疗方法，实际上也无非是针对“冠脉狭窄或阻塞，心肌缺血缺氧”的“不通”、“不荣”病机而治，其方法概括起来也无非两个字：“通”和“荣”。

## 中医治心痛：“通”法与“荣”法

### “通则不痛”

硝酸甘油片或消心痛片等硝酸酯类药物能迅速扩张冠脉而缓解心绞痛，是冠心病心绞痛患者常备于身的救急用药。然而，也有不少冠心病患者担心西药的副作用，而选择了中成药速效救心丸、麝香保心丸等作为兜里备急用药。同样是缓解心绞痛，中西药物的作用各有不同，但究其机理，又都在一个“通”字。

先说说冠心病心绞痛备急中成药“通”的作用机理。比如速效救心丸，其主要成分是川芎和冰片。川芎性味辛温，善于走窜，是最常用的活血化瘀中药之一，《本草纲目》称其为“血中之气药”，“上达巅顶，下通血海，中开郁结”。冰片又名龙脑香，性味辛、苦、凉，《本草汇言》言其“性善走窜开窍，无往不达，芳香之气能解一切邪恶”。两药合用，走窜开窍、行气活血、化瘀通脉，从而使心脉通畅而缓解胸痹心痛。其他如复方丹参滴丸、麝香保心丸、冠心苏合丸，或以活血化瘀通脉为主，或以温通化痰行气为要，都在一个“通”字。这些应急中成药的主要成分里多数有冰片、麝香、苏合香等辛香通窍药，取此类药物走窜开通力强特性，目的是迅速解除或缓解心脉不畅通的病理状况。

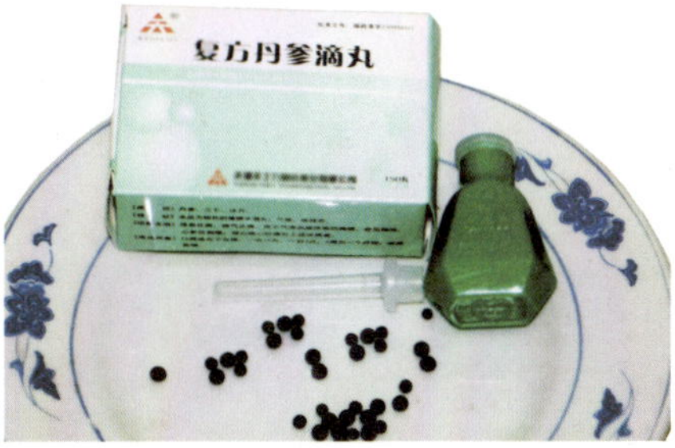

图 70　心绞痛救急中成药——复方丹参滴丸

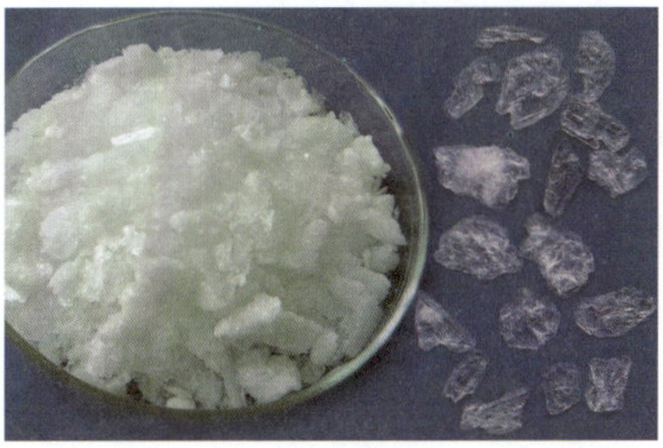
图 71　常用芳香通窍药——冰片

病势有轻重缓急的不同，用药也相应有轻重缓急的变化。在心绞痛发作时，应选用药力较强的辛香走窜药物迅速开通心脉心窍；应急过后，病势稍缓，治疗则要针对阴寒、痰浊、血瘀、气滞等导致心脉不畅的具体因素而治，缓图其本。我们看前面孟澍江教授的处方：药用全瓜蒌、薤白、细辛、川芎、生蒲黄、姜黄等，其中细辛性味辛温，善祛阴寒；全瓜蒌善于化痰散结，宽胸理气；薤白能通阳泄浊，散结气；川芎、生蒲黄、姜黄，具有活血化瘀、通脉行气的功效。诸药配合，温阳驱寒、化痰泄浊、活血化瘀、行气通脉，正是针对阴寒、痰浊、血瘀、气滞而治，效如桴鼓。

不同的心绞痛患者，其阴寒、痰浊、血瘀、气滞等实邪往往各有偏重，落实到处方用药上，也就有相应的变化。比如张仲景《金匮要略》里记载的几个药方——栝蒌薤白白酒汤、栝蒌薤白半夏汤、枳实薤白桂枝汤，同是治疗胸痹心痛，根据病邪的偏重而药方有所变化。其中，栝蒌薤白白酒汤，由瓜蒌 1 枚、薤白半斤和白酒 7 升煎煮而成，针对胸中阳气不振，阴寒、痰浊痹阻心脉的病机而治；栝蒌薤白半夏汤，是在栝蒌薤白白酒汤基础上，加具有化痰功效的半夏半升，并增减薤白和白酒的用量为薤白三两、白酒一斗，这是针对痰浊明显的胸痹重症患者而设；而枳实薤白桂枝汤，则是由栝蒌薤白白酒汤去白酒，加行气降气的枳实、厚朴及通脉散寒的桂枝而成，是针对胸痹心痛病中气滞痞满较明显者而治。

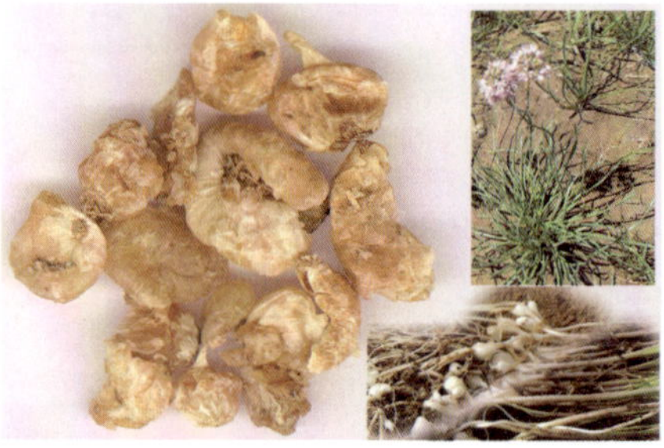

图 72　薤白，百合科植物小根蒜等的鳞茎，治疗心绞痛常用中药

我们再看下面这位心绞痛患者，则是血瘀证候比较显著，因此名医张伯臾采用活血化瘀方剂进行治疗：

患者是一位 54 岁男性，有冠心病史 5 年，曾因急性心肌梗死住院治疗半年。出院后常因受寒、劳累或情绪变动诱发心绞痛，痛时以左胸为主，甚则牵引左胁左背作痛。心电图提示，$V_4$—$V_6$ T 波倒置、avL T 波双相。就诊时患者面容痛苦，脸色晦暗，左胸刺痛，夜间尤甚，心慌心跳，气不足，舌紫黯、边尖略红、苔薄，脉细涩。张伯臾认为这是“心脉瘀阻，不通则痛”，采用活血化瘀、行气止痛方剂——血府逐瘀汤、失笑散治疗。处方药用桃仁、红花、赤芍、川芎、当归、炙乳香、炙没药、失笑散、桂枝、枳壳、桔梗等。煎服数剂后，患者胸痛明显控制，舌象转红，脉已不涩，但仍觉胸闷、心悸心跳、神疲乏力。这是心脏脉络渐通，虚象显露的表现。张老以养心通络法处方，用桃仁、赤芍、白芍、川芎、炙生地、当归、丹参、黄芪、甘草、桂枝、炒枣仁、桔梗等加减治疗共 20 余剂，患者心绞痛基本消失，复查心电图提示：除前壁陈旧性心肌梗死外，其余无异常。

张老所用“血府逐瘀汤”，是专门治疗“胸中血府血瘀”诸症之名方，为清代名医王清任所创，记载于《医林改错》中。该方由桃仁、红花、赤芍、川芎、当归、生地、枳壳、桔梗、柴胡、牛膝 10 味药组成，其中桃仁、红花、赤芍、川芎、当归、牛膝皆是活血化瘀中药，枳壳、桔梗、柴胡行气理气以助活血并引药上达胸中。

“失笑散”也是一首治疗血瘀疼痛的经典名方，记载于中国第一部中成药药典——北宋《太平惠民和剂局方》中。该方由两味有趣的活血祛瘀止痛中药组成：生蒲黄和五灵脂，前者是为植物香蒲的花粉，后者是“寒号鸟”鼯鼠的粪便。此方仅二味平易之药，但止痛效果极佳，用之瘀血疼痛霍然若失，使人不禁欣然而笑。故称之曰“失笑散”。

上述病案中患者初诊时心胸刺痛、夜间尤甚，舌紫黯、脉细涩，都是血瘀的表现。张老处方以血府逐瘀汤合失笑散，减去凉血养血的生地、引血下行的牛膝和疏肝理气的柴胡，加上活血祛瘀力强的炙乳香、制没药及温通心脉的桂枝。全方以活血散瘀止痛为主，兼以温阳通脉行气，针对瘀血阻痹明显的心绞痛患者而治。

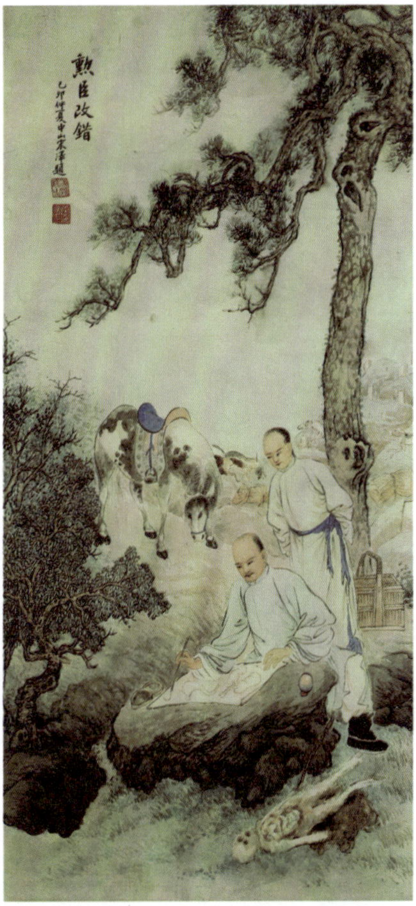


图 73　王清任（1768—1831），字勋臣，清代富有革新精神的解剖学家和医学家

实际上，对于多数冠心病患者而言，心脉“不通”与心气心血“不荣”常常是并存的。通常，在心绞痛发作期，多表现为“不通”的实证；而当治疗后阴寒、痰浊、血瘀、气滞等实邪减去，其“不荣”的虚象就会渐渐显露。这在本医案中也反映出来了。患者经活血化瘀为主的方药治疗后，胸痛渐不发作，舌由紫黯为黯红，脉已不涩，这都是心脉血瘀渐祛的表现。此时，患者心慌、神疲乏力、面部晦滞、脉细等虚象便逐渐显现，

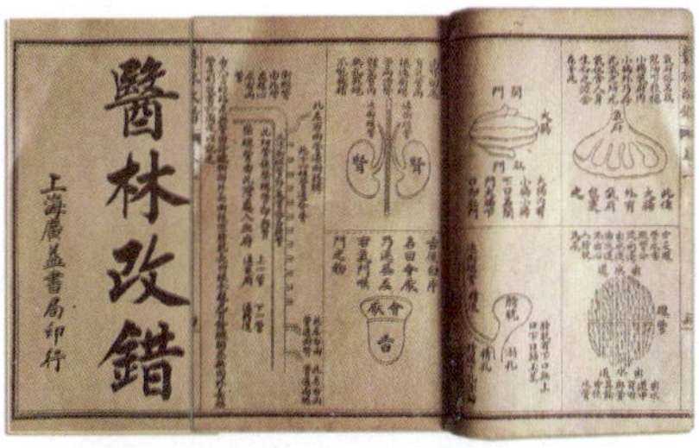


图 74　王清任著作《医林改错》书影

因此，张老进一步减少了原处方活血散瘀力强的药物如炙乳没、失笑散、红花等，以及行气药枳壳，添加了生地、白芍、枣仁、丹参、黄芪等养血补气药物，使活血祛瘀与养血补气并治，攻补兼施。

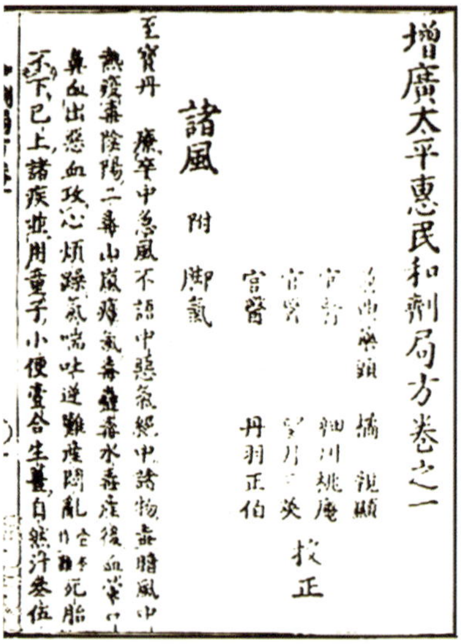

增廣太平惠民和劑局方卷之一

諸風 附脚氣

至寶丹 療卒中急風不語中惡氣絶中諸物毒暗風中熱疫毒陰陽二毒山嵐瘴氣毒蠱毒水毒産後血暈口鼻血出惡血攻心煩躁氣喘吐逆難産悶亂死胎不下已上諸疾並用童子小便壹合生薑自然汁叁伍

## 失笑散

《太平惠民和剂局方》

【组成】五灵脂酒研，淘去沙土 蒲黄炒香，各二钱(各6g)

【用法】先用酽醋调二钱，熬成膏，入水一盏，煎七分，食前热服。(现代用法：共为细末，每服6g，用黄酒或醋冲服，亦可每日取8-12g，用纱布包煎，作汤剂服)。

【功用】活血祛瘀，散结止痛。

【主治】瘀血停滞证。心腹刺痛，或产后恶露不行，或月经不调，少腹急痛等。

【方解】本方所治诸症，均由瘀血内停，脉道阻滞所致。瘀血内停，脉络阻滞，血行不畅，不通则痛，故见心腹刺痛、或少腹急痛；瘀阻胞宫，则月经不调、或产后恶露不行。治宜活血祛瘀止痛。方中五灵脂苦咸甘温，人肝经血分，功擅通利血脉，散瘀止痛；蒲黄甘平，行血消瘀，炒用并能止血，二者相须为用，为化瘀散结止痛的常用组合。调以米醋，或用黄酒冲服，乃取其活血脉、行药力、化瘀血，以加强五灵脂、蒲黄活血止痛之功，且制五灵脂气味之腥臊。诸药合用，药简力专，共奏祛瘀止痛，推陈出新之功，使瘀血得去，脉道通畅，则诸症自解。前人运用本方，患者每于不觉中，诸症悉除，不禁欣然而笑，故名“失笑”。

图 75 《太平惠民和剂局方》中失笑散组成

### “荣则不痛”

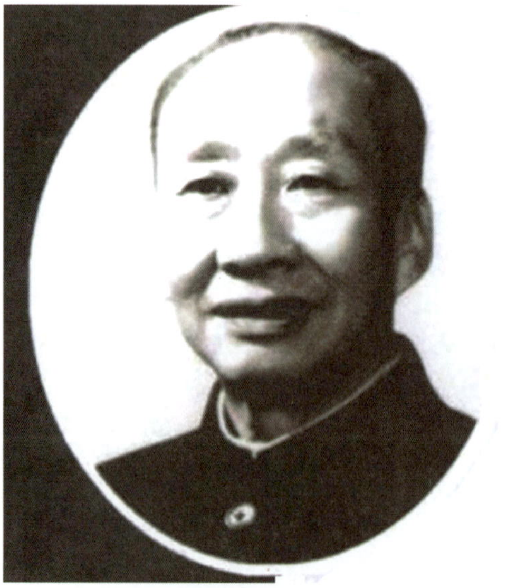

图 76 当代著名中医学家任应秋

心脏阴阳气血亏虚，均可导致心脏“不荣则痛”。对于冠心病患者而言，往往是“不通”与“不荣”并见，虚实并存，两者互相影响、相互夹杂。“虚”与“实”的孰多孰少，在不同的疾病阶段、不同患者身上会有所不同。前面张伯臾医案中记录的患者，是在疾病和治疗的不同阶段，表现出症候由“实”转“虚”的变化；也有一些“虚”较突出的患者，从一开始就表现为“虚多实少”。下面这则任应秋医案便是如此。

患者王某，男，54岁，1974年7月15日初诊。

主诉：7月1日起突觉胸骨及心前区闷胀，并伴压榨性疼痛。面色苍白，冷汗时出。经某医院检查，诊为心绞痛，住院治疗10日，绞痛愈来愈频，故寻求中医治疗。

诊查：肢体怠惰，脉沉细而弦，时或间歇，舌质胖嫩无苔，手足冰凉，绞痛时必出冷汗，汗出后不断打寒战，心慌不宁，气短不足，身体疲乏。

辨证：阳气衰弱，心失温煦。

治法：温补心阳，用《金匮》人参汤加味。

处方：白人参、炙甘草、干姜、炒白术、川附片、五灵脂、山楂、乳香、降香（药量略去）。药煎成去渣，冲入米醋1匙，趁热服。

二诊：7月19日。上方药连服3剂，绞痛未发，面色较红润，表情亦很活跃，与三日前相比判若两人，自诉除胸闷、身体疲乏外，无其他异常。脉虽仍沉细，但已不间歇。舌质淡，食欲仍差，两手已不凉，只是两膝以下还有冷感。心阳已渐恢复，脾肾之阳犹待温补。用药在原方基础上加减。

处方：白人参、炙甘草、干姜、炒白术、川附子、肉桂、全当归、山楂、陈皮、赤芍（药量略去）。嘱其浓煎连服10剂，10剂药服完后，心绞痛痊愈。

——选自《中国现代名中医医案精华·任应秋医案》

心脏依赖于气、血、阴、阳的温煦和滋养，气、血、阴、阳任何一种物质的不足都可能引起心脏“不荣则痛”。前面张伯臾医案中患者心脏的“不荣”，主要表现为心气、心血的亏虚，患者见心慌、神疲乏力、面部晦滞、脉细等；而任老这则医案，患者则是一派心阳衰弱的表现：绞痛时必出冷汗，汗出后不断打寒战，心慌不宁，气短不足，身体疲乏，面色苍白，冷汗时出，手足冰凉，脉沉且时或间歇，舌质胖嫩无苔。任老以张仲景《金匮要略》中人参汤（由人参、干姜、白术、炙甘草组成，功擅温补心脾阳气）为基础，加入川附子温补心肾、驱逐寒邪，五灵脂、山楂、乳香、降香等活血祛瘀止痛。全方以温补心阳为主，活血

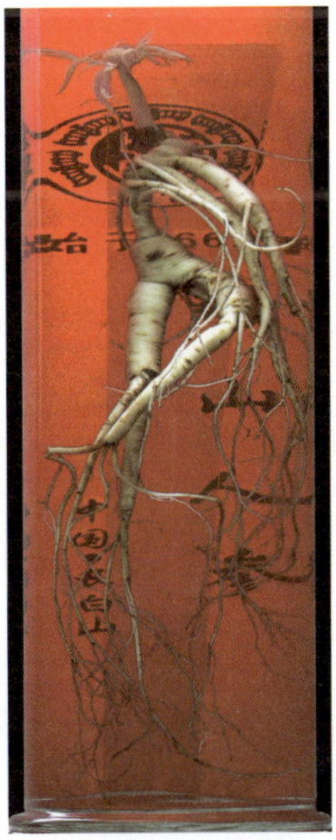

图77　大补元气的人参

化瘀止痛为辅，虚实并治，正是针对该名心绞痛患者心阳虚衰为主的病机而治。

总之，中医治疗冠心病心绞痛，就是针对其“不通则痛”和“不荣则痛”的病机，或散阴寒、化痰浊、祛血瘀、行气滞，或益心气、温心阳、滋心阴、补心血。而具体采用何种治疗法则为主，则须根据患者的病因、病机灵活定夺。这正是中医治疗善治本，个性化、灵活性强的特色和优势所在。

歌诀：

心绞痛因脉不通，寒痰瘀滞虚不荣。

补虚泻实通心脉，金匮古方有奇功。

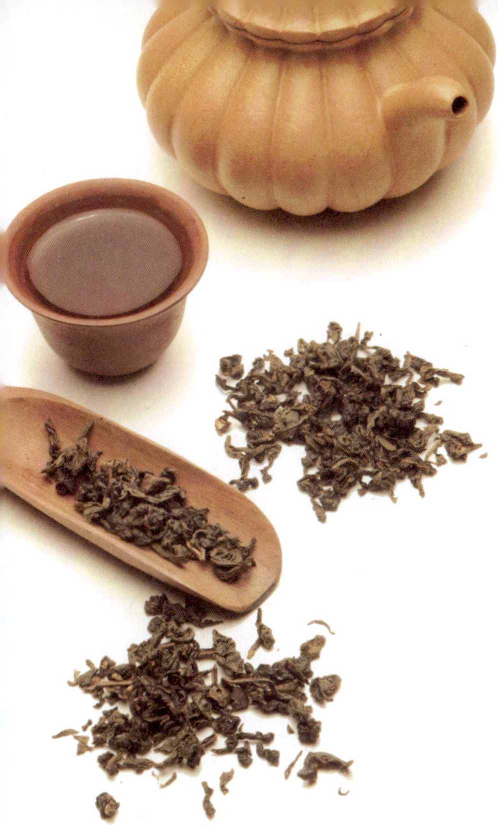

# 5 人体内的地震
## ——急性脑血管病

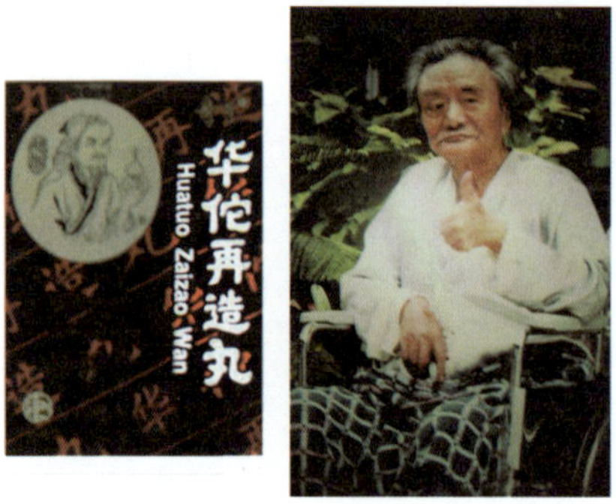

图 78　艾青与华佗再造丸

“苦于跋涉的人类，应该感谢桥啊。/桥是土地与土地的联系；桥是河流与道路的爱情；/桥是船只与车辆点头致敬的驿站；/桥是乘船者与步行者挥手告别的地方。”诗人艾青以饱含感情的语言赋予平实的桥以深刻的含义，而在诗人的一生中，就有一座桥意义重大。20 世纪 80 年代初，艾青虚弱的身体又患上了中风，变成只能躺在床上的老病号。后来，广州奇星药业将新研制的中成药“华佗再造丸”馈赠艾老，诗坛巨匠才得以重新握起生花妙笔。身体的顽疾，犹如洪水猛兽，而对症的药物，则是患者从病痛走向康复的桥梁。本章中，就让我们一起来了解中风，见识中医中药对付急性脑血管病的神奇疗效吧。

## 人体内的地震

2008 年，一场突如其来的大灾难降临在中国西部，10 万平方公里的城市、村庄瞬间化为废墟，近 10 万同胞葬身钢筋瓦砾之中。这就是震惊世界的“5 · 12”汶川大地震。而有一种疾病，也如同地震一样，来势迅猛，顷刻之间可让一个活生生的人残废甚至死亡……这种可怕的疾病就是急性脑血管病，也就是我们常说的“中风”。

大家一定不会忘记，前以色列总理——沙龙。这位昔日被誉为“以色列之王”的铁腕政治家，如今却变成浑浑噩噩躺在病床上的“植物人”。曾有人说，沙龙体内的“地震”引发了中东政坛的大地震，以色列历史也因此而改写。中风的危害大至如此！

中风是一种可怕的“富贵病”，它常伴随高血压、高血脂、糖尿病、动脉硬化等，侵害着越来越多的中老年人。它存在明显的“四高一多”现象：发病率高、死亡率高、致残率高、复发率高和并发症多。据世界卫生组织的统计，每年全世界有 1500 万人遭受中风的折磨，其中有 500 万人死亡，500 万人落下终身残疾。从全

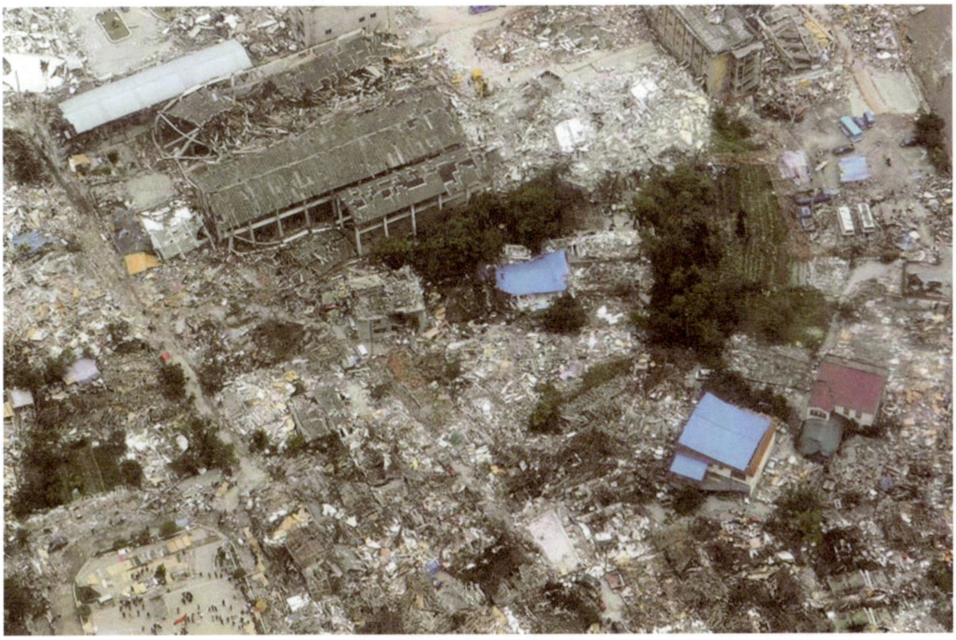

图 79　汶川大地震

球来看，中风是引起 60 岁以上人群死亡的第二大主要原因。而在我国，中风也是威胁生命的第二号杀手。最新的资料统计显示，我国每年新发中风患者约 250 万，每年死于中风的患者约达 150 万，存活的 700 万患者中留有不同程度的残疾。中央台曾播发一条新闻：中国每 15 秒钟就新发 1 例中风，每 21 秒有 1 人因中风死亡。看完上面的数据，不知道您是否会感到一阵战栗？过去的人们谈中风而色变，因为它是一种难治性疾病，被列为中医学“风、痨、臌、膈”四大难症之首；现在，随着医学的进步，中风的死亡率减少了，致残程度减轻了，然而，发病率却在不断上升……

## 都是脑血管惹的祸

越来越高的发病率、越来越多的耳闻目睹，我们对中风已不再陌生。且不谈列宁、沙龙、艾青、刘海粟、陈映真等名人中风，光是街坊邻居也都常有中风事件发生。比如我的邻居中有位 60 多岁的张大妈，据说身体一直很好，除了有点

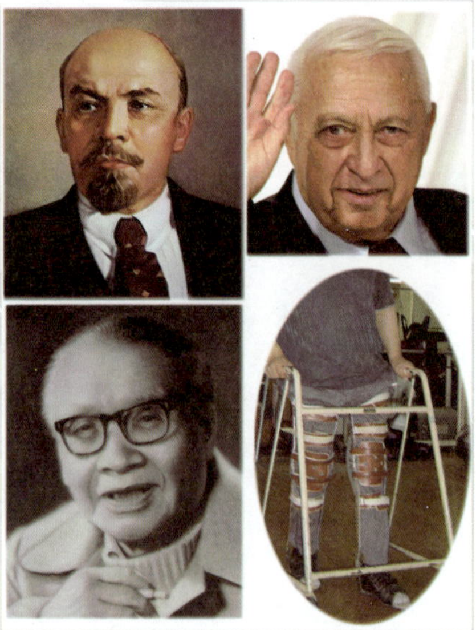

图80　患中风的名人（列宁、沙龙、刘海粟等）

动脉硬化外也没什么病恙的，谁知某天一觉醒来，突然就一条腿不能动弹了，说话也口齿不清了，原来是得了“中风”；还有一位李大伯，听说平素除了高血压病也没其他不适，某天被儿子气坏了，突然感到一阵眩晕，之后就头痛得厉害，又开始呕吐，一阵烦躁之后便昏迷过去，经过医院积极抢救之后，虽说渐渐清醒过来了，却遗留下一侧肢体瘫痪（“半身不遂”），这又是一个“中风”的病例。

“中风”这个名词是中医的叫法，也是中国老百姓习惯的叫法，它相当于现代医学的“急性脑血管病”或“脑血管意外”，又称“脑卒中”。现代医学研究发现，“中风”的种种症状：突然发生的半身不遂、肢体麻木震颤、口舌歪斜、语言不利、昏迷、仆倒等，其实是因为脑血管出了问题。那么，到底脑血管出现了什么问题呢？大凡急性脑血管病，可以分为两大基本类型，一类是缺血性的；另一类是出血性的。前面那位张大妈中风，是脑血管堵塞引起的缺血性中风；而李大伯的中风，则是脑血管破裂导致的出血性中风。

缺血性中风，现代医学叫做“脑梗塞”，它是脑血管病中最常见的一类疾病，约占75%。由于张大妈有动脉硬化的病史，存在脑动脉狭窄、形成粥样硬化斑块的病理基础，当睡眠休息时血流缓慢，此时在硬化病变的脑动脉内壁上就很容易形成血栓，进而阻塞脑血管，导致相应区域的脑实质出现缺血坏死的改变，从而出现以上中风的症状。脑梗塞主要有两种类型，张大妈所得的是最常见的类型——脑血栓形成；另外一种类型叫做“脑栓塞”，其基本病机也是脑血管堵塞导致脑实质缺血坏死，所不同的是，脑栓塞的“栓子”并非来自脑血管本身，而是来自心脏或身体其他部位动静脉形成的血栓。这些“栓子”经血液循环进入脑动脉而导致局部脑动脉的急剧堵塞，进而引起一系列病理变化和“中风”症状。

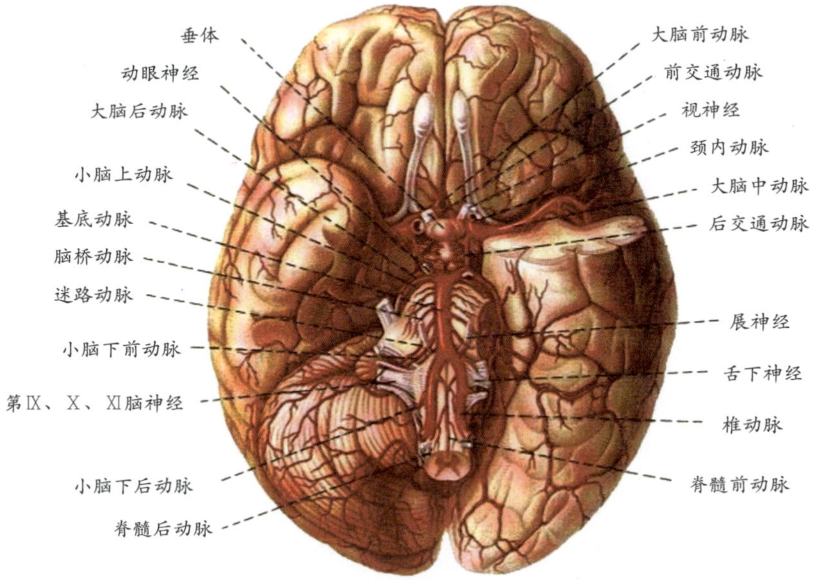


图 81　脑血管分布图

出血性中风，主要有脑出血和蛛网膜下腔出血，前者尤为常见。在所有脑血管病患者中，脑出血患者约占 10%～20%。前面谈到的李大伯中风，就是脑出血；还有沙龙变成“植物人”，也是脑出血惹的祸。脑出血的发生也多与高血压和动脉硬化有关。长期患高血压的患者，多发生全身细小动脉的硬化，而脑动脉壁本身就较人体其他动脉脆薄些，因此一旦血压骤升（情绪紧张、激动或活动过多等）就很容易造成脑内小血管破裂出血。此时，血液渗入脑实质内，相应区域的脑组织肿胀、充血、坏死，从而引起一系列中风的表现。脑出血多数发病较快，而且症状往往较脑血栓形成严重，并发症（消化道出血、肺部感染、心肌梗死等）也容易出现，预后较差，其死亡率在整个脑血管病中占首位。另外一类出血性中风——蛛网膜下腔出血则多是脑动脉瘤、脑血管畸形等引起，相对少见。

综上所述，不管是出血性中风，还是缺血性中风；不管是脑血管堵塞，还是脑血管破裂，都导致了短时间内局部脑组织的坏死，从而引起一系列神经系统症状，因此统称为“急性脑血管病”。至此，我们可以对各类脑中风作一个简单的归纳：

- 急性脑血管病（又称“脑血管意外”、“脑卒中”、“中风”等）
  - 缺血性脑卒中（又称“脑梗塞”）
    - 脑血栓形成
    - 脑栓塞，等
  - 出血性脑卒中
    - 脑出血
    - 蛛网膜下腔出血，等

就像地震之前会有种种征兆一样，中风发生之前，人的身体也常常会亮起黄色警报，如发作性的头晕、一过性的一侧肢体麻木或无力、言语不利或失语等，持续数分钟或数小时就自动恢复正常，这种情况就是典型的中风先兆，称为“短暂性脑缺血发作”（TIA），也称“小中风”。据追访观察，短暂性脑缺血发作后3～5年，约有半数以上的人发生缺血性中风（脑梗塞）。也有研究发现，无论对于脑梗塞还是脑出血而言，TIA都是重要的危险因素。

## “中风”之说

通过前面的介绍，我们知道了，平时所说的“中风”其实是脑血管出了问题。那么，为什么中医会把急性脑血管病叫做“中风”呢？这种疾病跟“风”又有怎样的联系呢？

### 病名溯源

前面我们在感冒、高血压病篇中均谈论过“风”，说中医喜欢“取类比象”，把人体生理、病理、疾病的症状、特征等等跟自然界的现象巧妙地联系起来。在这里，“中风”病名的由来也跟中医取类比象的思维有关。我们先看看中风的症状：上至头面部，可以有眩晕、昏迷、头痛、口舌歪斜、口齿不清甚至不能说话、吞咽困难、一侧眼睛视物不清乃至失明等症状；下至肢体，包括上肢、下肢都可以出现麻木、震颤、抽搐、瘫痪无力、偏身感觉障碍、大小便失禁……可见中风的症状，全身上下无所不包，变化多端而速疾，这与风“善行而数变”的特征相似，因此古人认为，该病的发生是身体内部中了“风邪”所致。此其一。其二，中风发生突然，起病急骤，病情严重，古人形容说“如矢石之中的，若暴风之疾速”（像弓箭射中目标，又如暴风急骤），故称“中风”。前面提及，中风还有另外一个名字——“卒中”。卒者，“突然”的意思，也说明了该病的急骤性和严重性。

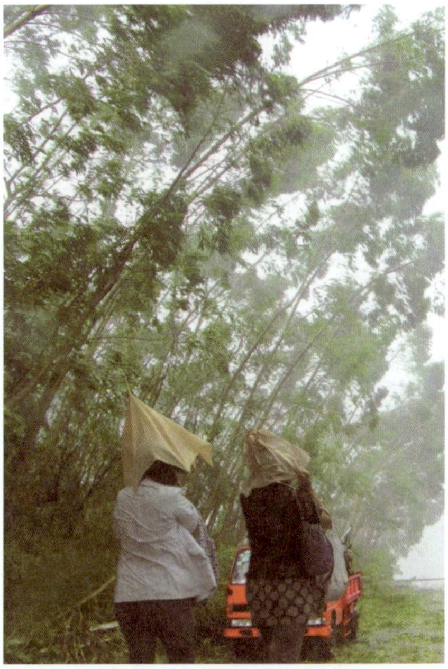

图82　风邪来势迅猛

由于一侧肢体瘫痪或麻木震颤是该病最常见的症状，故而中风又有“偏枯”、“偏风”、“半身不遂”等病名；而在中医典籍《内经》中，则根据该病另一个重要症状表现——昏迷及其发生机理，把它命名为“大厥”、“薄厥”、“煎厥”等。“厥”是昏迷的意思。

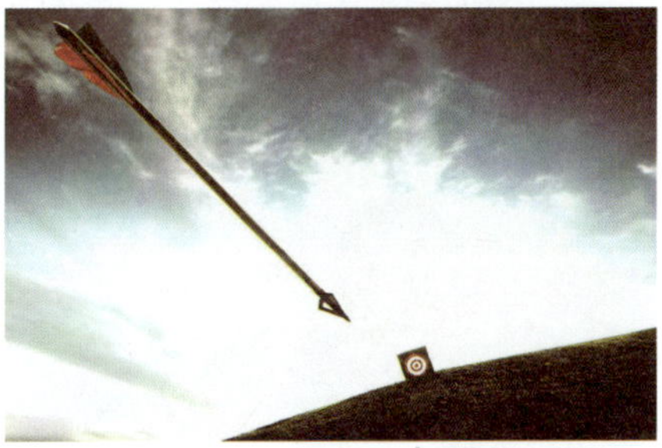

图83　中风起病急骤，如同飞箭中标

根据症状严重程度不同，中风有中经络和中脏腑之分。中经络者，只是一侧手足麻木乏力或拘急震颤，或兼有口舌歪斜、口角流涎、语言不利或不语等，很少出现半身不遂，更不会出现神志变化；中脏腑者，除了有上述中经络的症状外，还出现神志的异常，轻者神志恍惚、迷蒙（中腑），重者躁扰不已，甚至昏迷不省人事（中脏）。中风病情发展有顺有逆：顺者，病情由重变轻，由中脏转化为中腑，甚至转化为中经络；逆者，则可由中经络进展为中脏腑，甚至出现呕血等并发症，病情危重，预后不良。

## “风”的产生

### 外风——内虚邪中

古人认为中风病是风邪作祟，　那么风邪从何而来？像感冒伤风一样，是自然界的风邪侵入人体吗？人们发现，中风一病多发生在寒冷的冬春季节。有的老人家一觉醒来，就发现嘴巴歪了，说不了话了，一边的手脚也不能动弹了，同时还可能伴随有头晕头痛、恶寒发热等类似伤风感冒的症状。因此，唐宋以前多数医家认为，这是身上中了外面的“风邪”了，当然，这种“风邪”要比感冒“伤风”严重得多。然而，邪之伤人，向来都是恃强凌弱、欺软怕硬，因而中风患者多是老人家，尤其身体虚弱者。这种情况中医叫做“内虚邪中”，而这种外来的风邪也被后来的医家叫做“外风”。

## 内风——阴虚阳亢，内风妄动

既有“外风”之论，必有“内风”之说。唐宋以后，随着认识的深入和理论的发展，更多的人认为“中风”之风邪，并非外来之风，而是体内自生之“内风”。那么，“内风”又是如何产生的呢？

前面我们在高血压病篇中谈到了内风的产生：“诸风掉眩，皆属于肝。”其意思是，眩晕、震颤这些都是由“风”引起的症状，归根到底是肝脏的问题。中风病“内风”的产生，也是一样的道理。中风常常是在高血压病的基础上发生的，它是机体在肝肾阴虚、肝阳上亢基础上发生的“内风妄动”。

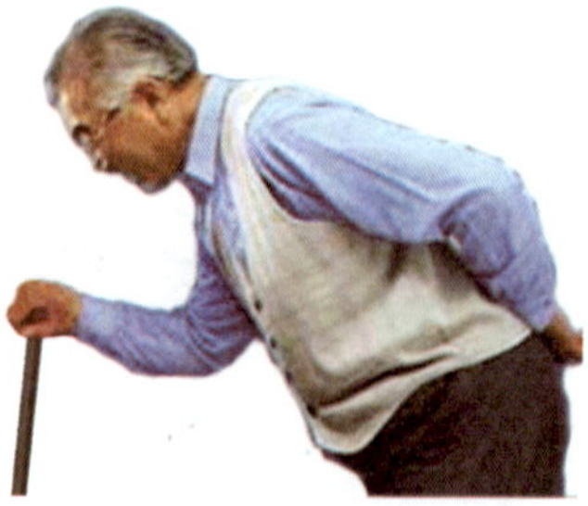

图 84　老人往往肝肾亏虚

那么，是什么因素导致了机体肝肾阴虚呢？年龄衰老、劳欲过度、情志过极都是常见的原因。

流行病学调查发现，中风、高血压病患者多数为 40 岁以后的中老年人。人到中年，肝肾逐渐亏虚，这是人体正常的现象。我们看到，中老年人须发渐白、眼花、耳聋、记忆力下降、腰膝酸软、腿脚不灵等衰老的表现，其实就是肝肾阴精亏虚的外在表现。

虽然，衰老是不可避免的自然过程，但有的人衰老得快，年未半百却已老态龙钟；有的人虽年逾古稀却鹤发童颜、健步如飞。为什么会有这样的差别呢？其中一个重要因素便在于是否懂得养护“肾精”。人的肾精是生命的本钱，如果不懂得“理财之道”，过度房劳耗伤肾精，生命的“本钱”便会越来越少。肝肾精血同源，水木相生（肝五行属木，肾属水），肾精亏虚会导致肝阴的不足，也终成肝肾阴虚之证。

此外，不良的精神情志刺激也是导致肝肾阴虚的重要因素。发怒时动了肝火会灼伤肝阴；抑郁日久也会气郁化火耗伤肝阴……现代流行病学调查也发现，性格急躁、经常抑郁恼怒、工作压力大、长期精神紧张的人容易患中风；而情志刺激、烦劳过度也是中风常见的诱发因素。

## 风夹痰瘀

随着现代物质的富足，人们告别了过去粗茶淡饭的清贫生活，麦当劳的炸薯条、肯德基的辣鸡块进入寻常百姓家；各种油腻、煎炸、辛辣的食物成就了一道道“美味佳肴”；人们上酒店、下饭馆已渐渐习以为常……然而，盛宴过后，一系列“富贵病”却随之而来。中医认为，肥甘厚味饮食、辛辣煎炸之品、过量饮酒吸烟，会导致体内生湿酿痰、化火蕴毒，成为高血压、高血脂、动脉硬化、糖尿病、中风等“富贵病”的共同病理基础。痰湿阻碍血行，热毒灼伤津血，进而引起血瘀。风夹痰瘀阻痹脉络，患者半身不遂、肢体麻木、口舌歪斜、语言不利等；风夹痰瘀上蒙脑窍，故可见神志恍惚、烦躁、嗜睡、昏迷等。曾有医学专家在剖析沙龙中风之谜时谈到，除了紧张的工作状态外，不健康的饮食习惯也是导致他中风的“元凶”。据以色列《青年日报》披露，沙龙饮食无“肉”不欢，沙龙的太太曾一度强制他节制饮食，可他却偷偷在自己的文件包中塞进了一张大比萨饼，上面全是油腻的羊肉或火鸡肉！

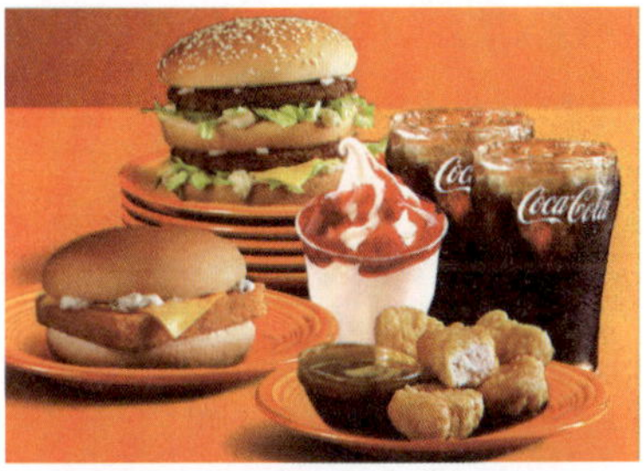

图 85　多吃煎炸食品不利健康

## 风火相煽

相信三国“火烧赤壁”的故事大家都耳熟能详了。周瑜火烧赤壁，大败曹军，诸葛亮借来的东风之力可谓功不可没。正所谓风助火势，故而火越烧越旺。曹操80万大军在水上连船布阵，结果被烧了个惨败。再说到神话里的哪吒，也是脚踩“风火轮”，把东海闹得天翻地覆。于自然而言，似乎风与火一旦结合，便威力无穷。于中风患者而言，其病情之所以急重，也与体内风火相煽不无关系。火从何而来？

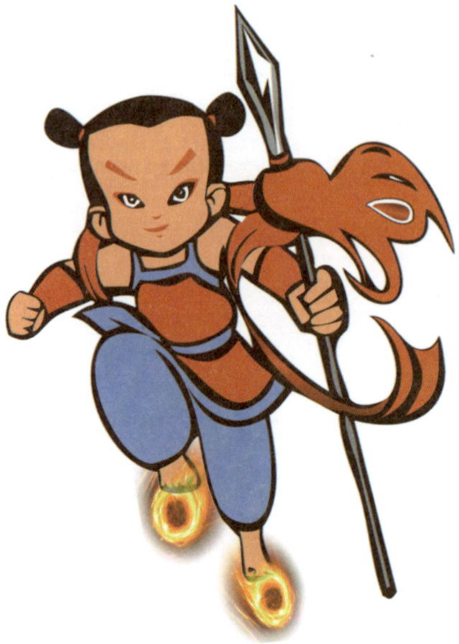

图 86 哪吒的“风火轮”威力无穷

心烦恼怒，是动了心火、肝火；郁郁寡欢，则生郁火；房劳过度伤耗阴精，肾起虚火；过食辛辣煎炸，则生胃火、肠火；肥甘厚腻、烟酒无度，则生痰火……中医说“有诸内者必形诸外”，很多中风患者身上常常伴见“火热”证候：比如，因恼怒诱发中风者，常伴随有面红目赤、口苦咽干、小便发黄、大便干结、舌红或绛苔薄黄、脉弦数有力，这是“肝火”的表现；也有的中风患者，表现为发热、躁扰不宁、鼻鼾痰鸣、口气臭秽、大便秘结、舌红绛苔黄腻、脉弦滑数，这是“痰火”证候。临床上我们也发现，火热证候明显的中风患者，往往发病更急、病情更重。

## 治“风”之法

中风，这种历史悠久的顽症，曾被中医学列为四大难症之首，以至于以前的人们“谈风色变”。随着医学的发展，人们对于中风有了更多的认识，在治疗上也不断积累经验，中风不再那么骇人听闻了。

1957 年，德国某报刊上登载了这样一则报道：德国一位 82 岁高龄老人，突发中风，神志不清，不能言语，半身不遂，经中医针药结合治疗后，次日便神清能语，8 天后一切恢复正常。中医的神奇令外国人叹为观止。下面是关于这个医案的真实记载。

东布罗斯金，男，82 岁，民主德国人。

患者于 1957 年 4 月 20 日突然昏迷失语，右半身偏瘫，遂抬来本院急诊室。患者神志不清，不会说话，右半身偏瘫，脉浮紧，诊断为类中风瘖痱。针刺风府、风池、肩髃、曲池、风市、足三里等穴；服苏合香丸，每服 1 丸，每日 2 次；《古今录验》续命汤日服 1 剂，分 2 次服。第二日神志清醒，即能说话。共针 4 次，服续命汤 8 剂，牛黄清心丸 10 丸，说话、写字、走路，一切恢复正常。

——选自［苏礼．黄竹斋医案三则．中医杂志，1988，（10）］

案中所说的“类中风痦痱”，就是指中风瘫痪不语。名医黄竹斋针药并用，仅 8 天时间就治愈中风重症，堪称“妙手回春”。中医的神奇由此可窥见一斑。

## 中风急救——中医不是“慢郎中”

不少人说中医是“慢郎中”，治疗慢性病效果好，对付急性病则力不从心。其实不然。对于中风等急性病的急救，中医仍然有其独特有效的方法。翻看中医医案，您会发现无数类似上面黄竹斋治疗中风的神奇案例。记得某位老中医的医话里曾记载有这么一个有趣的病例：1979 年前后，台中逢甲学院一位叫陈福添的主任有一天突发中风，“气色不正，语意模糊，嘴也歪了”。当时刚好学院里有位姓刘的教师懂得中医，便立即买来一支注射用的针头，在陈主任十个手指头上直刺。等十个手指尖儿都见血了（豆粒似的一滴），大约几分钟以后，陈主任的气色就变过来了，两眼也有神了，只有嘴还歪着。于是刘老师又拉搓陈主任两耳，使之充血变红后，在左右耳垂之处各刺两针，待两耳垂都流出两滴血来，奇迹又出现了，大约不到三五分钟，陈主任的嘴形恢复正常了，说话也清楚了。休息一天后便照常工作，未见有后遗症。

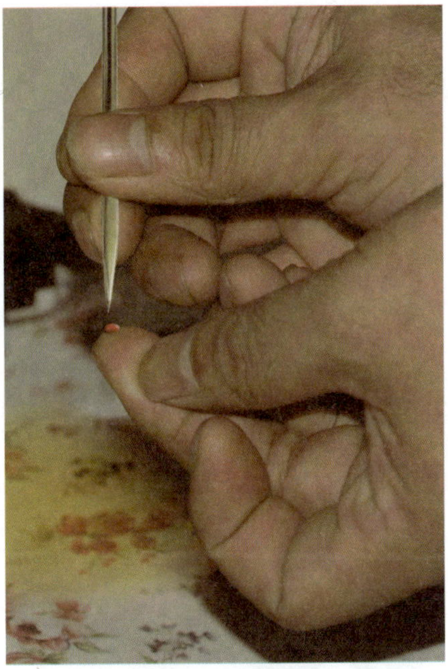

图 87　十宣放血

听起来似乎神奇得让人难以置信。但是，病例中记载的“十宣放血”法确实是行之有效的中风急救措施之一，不少中医验之临床每获良效。“十宣”属经外奇穴，位于十指末端，临床上一般是采用三棱针点刺出血，刺激性极强，能醒神开窍、宣泻郁热、疏通经络，是中医急救要穴之一。除“十宣”外，也有人采用位于手指甲侧边的“十二井穴”刺络放血进行中风急救的，也是类似的道理。而上面病案中黄老先生采用针刺风府、风池、肩髃、曲池、风市、足三里等穴救治中风，也自有其独到的疗效。细心的读者可能还注意到，黄老采用的穴位中多与“风”有关：风府、风池、风市等。这些穴位其实是老祖宗在长期临床中发现总结出来的——大凡跟“风”有关的疾病，如感冒、风疹、中风等，常会在这些穴位上出现某些反应，而通过刺激这些穴位，就可以达到治“风”的效果。

不同急救法有不同适应证。如救治中风之中脏腑急重症，就要分辨是“闭证”还是“脱证”。“闭证”以邪实内闭为主，表现为突然昏迷仆倒、牙关紧闭、口噤不开、两手握固、肢体痉挛、大小便不通等。“脱证”以正气外脱为主，表现为突然昏迷仆倒、口张目合、肢体瘫软、汗出肢冷、二便失禁等。根据热象的有无，闭证又分“阳闭”和“阴闭”。“阳闭”者，见面红身热、气粗口臭、躁扰不宁等症状；“阴闭”者，则见面白唇黯、静卧不烦、四肢不温、痰涎壅盛等。前面讲的“十宣放血”、“十二井放血”一般应用于闭证患者，尤其适宜阳闭者，而对脱证患者是不宜的。

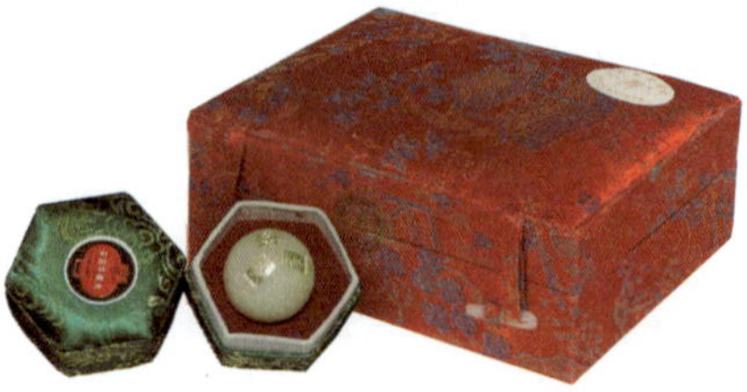

图 88　中风急救中成药——安宫牛黄丸

急救中成药的应用也是一样的道理。很多人知道安宫牛黄丸对于中风昏迷患者有起死回生之效，其实并非所有昏迷患者都适宜采用。安宫牛黄丸由牛黄、犀角、黄连、麝香、冰片、珍珠、山栀等清热解毒、豁痰开窍的药物组成，属于“凉开”药剂，主要适用于中风阳闭患者，若应用于阴闭和脱证患者则无异于雪上加霜。对于中风阴闭患者，要采用具有“温开”（温化开窍）功效的中药、中成药如苏合香丸等进行治疗。与闭证的驱邪开闭治疗相反，脱证患者则要采用扶正固脱的药物，如参附注射液、生脉注射液等。

中风的急救分秒必争，否则等到脑细胞形成不可逆损伤后，会遗留严重后遗症甚至死亡。中医急救往往操作简单，行之有效，如果能抢在中风发生的第一时间合理应用，犹如雪中送炭。

## 汤药——对症下药，灵活辨治中风

服用汤药向来是中医的主流疗法。在中风治疗上，虽然针灸是公认的重要治疗手段，但“喝中药” 的作用仍然不可忽视。汤药治疗能更好地针对中风病风、火、痰、瘀、虚的基本病机辨病论治，同时，还可兼顾患者的个体差异和病程的不同分期进行灵活的辨证论治和分期论治。

下面我们将通过丁甘仁老中医治疗中风的验案，初步了解一下中风的汤药治疗。

年逾古稀，气阴早衰于未病之先。旧有头疼目疾，今日陡然跌仆成中，舌强不语，人事不省，左手足不用。舌质灰红，脉象尺部沉弱，寸关弦滑而数，按之而劲。良由水亏不能涵木，内风上旋，夹素蕴之痰热，蒙蔽清窍，堵塞神明出入之路，致不省人事；痰热阻于廉泉，为舌强不语；风邪横窜经腧，则左手足不用……此中经兼中腑之重证也。急拟育阴熄风、开窍涤痰，冀望转机为幸。

大麦冬 元参 羚羊片（先煎汁冲） 仙半夏 川贝 天竺黄 明天麻 陈胆星 竹茹 枳实 全瓜蒌 嫩钩藤 淡竹沥 生姜汁（冲） （药量略去）

至宝丹一粒（研末化服）

二诊，两投育阴熄风，开窍涤痰之剂，人事渐知，舌强不能言语，走手足不用。脉尺部细弱，寸关弦滑而数，舌灰红。高年营阴亏耗，风自内起……今仿河间地黄饮子加味，滋阴血以熄内风；化痰热而清神明，风静浪平，始可转危为安。

大生地 大麦冬 川石斛 羚羊角（先煎冲汁） 仙半夏 明天麻 左牡蛎 川贝母 陈胆星 炙远志 九节菖蒲 全瓜蒌（切） 嫩钩藤（后入） 淡竹沥（冲服） （药量略去）

——选自《丁甘仁医案》

案例中记述了一位老年患者中风的起病、症状、病机和治疗经过。患者年过古稀，气阴亏耗，“旧有头疼目疾”说明存在肝肾阴虚、肝阳上亢的病理基础。此次中风的起病，“良由水亏不能涵木，内风上旋，夹素蕴之痰热”，蒙蔽清窍、痹阻舌络、横窜经脉而致，患者见突然跌倒、不能言语，随后陷入昏迷，并左侧肢体瘫痪。这属于中风病“中脏腑”。病情急重，丁老中医先以具有开窍化痰、清热解毒功效的中成药“至宝丹”急救，并投以育阴熄风、开窍涤痰的汤剂——

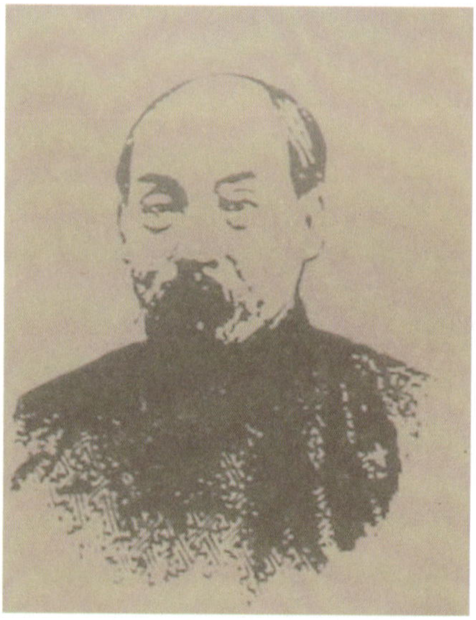

图 89　丁甘仁（1865—1926，中医临床学家、教育家）

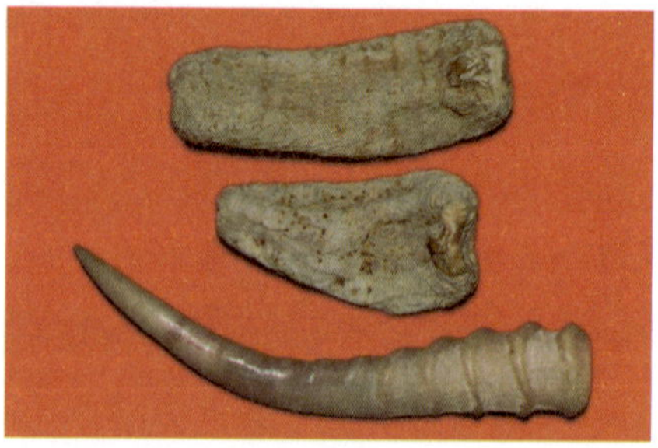

图 90　天麻与羚羊角都是治疗中风常用中药

羚羊角钩藤汤和地黄饮子加减，使患者神清气回，转危为安。

中风通常分三期：急性期、恢复期和后遗症期。中风急性期，风、火、痰往往比较明显，除了上面所谈及的十宣放血疗法和中成药安宫牛黄丸、至宝丹、苏合香丸等可治疗外，还可配合豁痰开窍、泻火熄风的药物组方，比如羚羊角汤、天麻钩藤饮、羚羊角钩藤汤等。上面病案中的羚羊角钩藤汤及地黄饮子加减方中，羚羊角片、钩藤、天麻、牡蛎功效清热平肝、熄风潜阳，仙半夏、川贝、天竺黄、陈胆星、竹茹、淡竹沥、菖蒲、瓜蒌等清化痰热，很好地针对患者肝阳上亢、肝风内动，兼夹痰热（火）的病理状况而治；方中的麦冬、元参、生地、石斛等滋养阴血，针对肝肾阴血亏虚的基本病理而治。临床上还发现，中风急性期患者容易出现大便秘结的情况，甚至大便数日未解、腹部胀满难受、口气臭秽等，这是“痰热腑实”的症状，采用化痰通腑（通腑指通大便）的汤剂治疗，大便一通，不仅解除了患者便秘之苦，就连中风病情都会明显好转。

急性期过后，患者痰、火症候会渐渐减轻，而虚、瘀之象就慢慢凸现出来了。因此在中风的恢复期和后遗症期，治疗着重于滋养肝肾、育阴潜阳、益气活血、化瘀通络等，代表方如“镇肝熄风汤”和“补阳还五汤”等。镇肝熄风汤是近代著名的中西医结合医家张锡纯所创，由牛膝、代赭石、龙骨、牡蛎、龟甲、白芍、玄参、天冬、茵陈、川楝子、生麦芽、甘草组成，具有滋养肝肾、潜阳熄风的功效。值得一提的是，原方一开始只有牛膝、代赭石、龙骨、牡蛎、龟甲、白芍、玄参、天冬，一派滋阴潜阳药物，多数中风患者服之见效，但有小部分患者初次服后反觉气血上攻、病情加重，后来张锡纯在原方基础上加了 3 味药：茵陈、川楝子、生麦芽，就再也没有出现上述弊病了。这 3 味药，是疏肝理气之品，乍一看似乎无足轻重，但正是因为这 3 味药顺应肝气舒达之性，使原方药物滋养肝肾、平潜肝阳的功效得到更好的发挥，从而成就了一首名方。

补阳还五汤是治疗中风后遗症的名方，为清代名医王清任所创。该方重用黄芪补气，配当归养血活血，合赤芍、川芎、桃仁、红花、地龙化瘀通络，对气虚血瘀型患者（症见半身不遂、偏身麻木、口舌歪斜、言语不利或不语、口角流涎、面色白、气短乏力、动辄汗出心慌、大便稀溏等）效果极好。中医有一句话“治风先治血，血行风自灭”，活血化瘀也是中风病的重要治法之一。然而多数中医是为活血而活血，而王清任却利用“气者血之帅”、“气行则血行”的道理，通过补气以活血，可谓棋高一招。

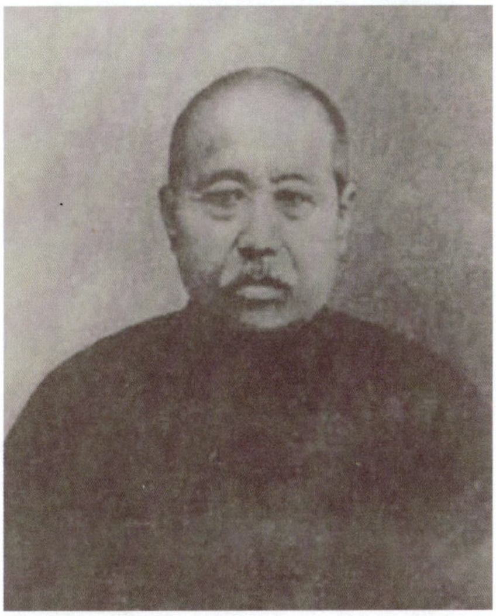

图 91 张锡纯（1860—1933，近代中西医汇通学派代表人物之一））

## 针灸——中风康复的主要手段

前不久，我的表嫂打来电话，说她妈妈得了中风，虽说抢救过来了，但现在还是瘫在床上，一侧的身体瘫软无力，手拿不了东西，脚无法站立，吃喝拉撒都得有人照顾着，真够让人着急的。表嫂听说针灸可以治疗中风，便打电话向我了解。我问：“您妈妈中风到现在多长时间了？”“两个多月。”“都两个多月了？那之前住院时医生没告诉说出院后要尽快找针灸医师治疗吗？”我不免愕然了。

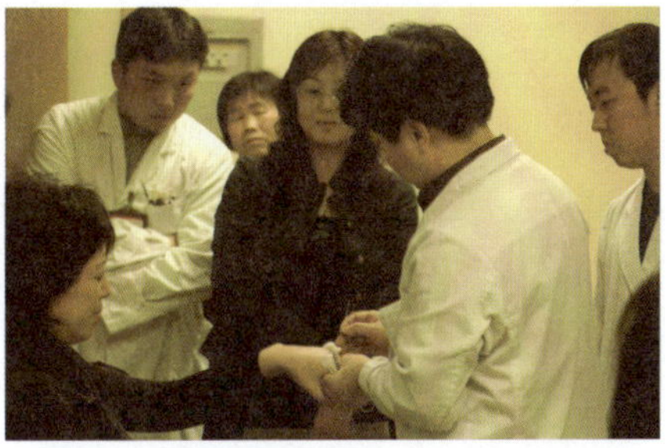

图 92 针灸治疗对于中风康复效果明显

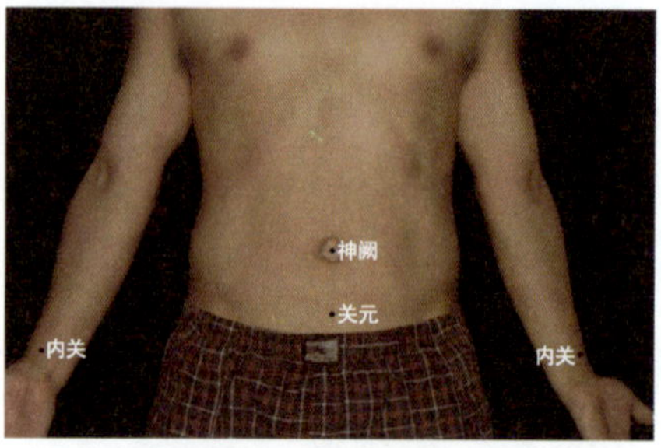

图 93　内关、关元

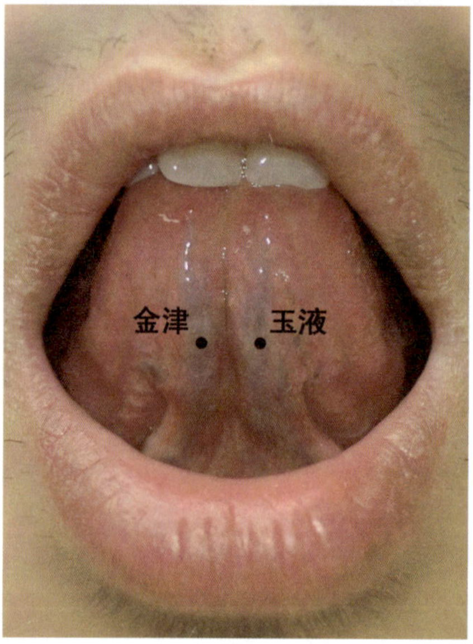

图 94　金津、玉液

针灸治疗是中风康复的主要手段，能显著改善瘫痪肢体和语言等功能，提高患者生活质量，疗效肯定。但是，什么时候可以开始针灸治疗，却连一些神经内科的医生都不能给患者一个明确的说法。传统的观念认为，针灸刺激性强，不宜在中风急性期进行，要等进入恢复期和后遗症期才能进行。其实不然。大量临床与实验证明，中风患者早期及时进行针刺治疗，可阻止病情继续发展，提高神经系统的自我修复与代偿能力，加速自然恢复过程，缩短病程，为功能恢复打下良好的基础，降低致残率。上面提到的德国老人中风医案，名医黄竹斋就是在中风当日即对患者实施体针治疗的，经 8 天针药结合治疗，老人完全恢复了正常。

针灸是个很广义的概念，除了最传统的体针外，还包括头针、耳针、皮肤针、刺络放血、拔罐以及各式各样的灸法等等。不同的方法都各有其适应证。在中风急性期中，闭证急救可以采用“十宣点刺放血”、“十二井刺络放血”以及人中、内关针刺、掐按等；中风脱证可以艾灸腹部的关元、神阙（肚脐）以回阳固脱等。针对中风引起的肢体功能障碍和语言障碍等，还可采用头针。人的头部分布有运动区、足运感区、语言区等神经功能区域，针刺相应的部位便可促进相应部位功能的恢复。其他还有，在舌底下的穴位——金津、玉液用三棱针点刺出血可以治疗舌强不语或语言不利；梅花针叩刺可以治疗肢体的麻木不仁等。

歌诀：

若论中风病机理，风火痰瘀气血虚。
中医中药巧辨治，针灸康复效神奇。

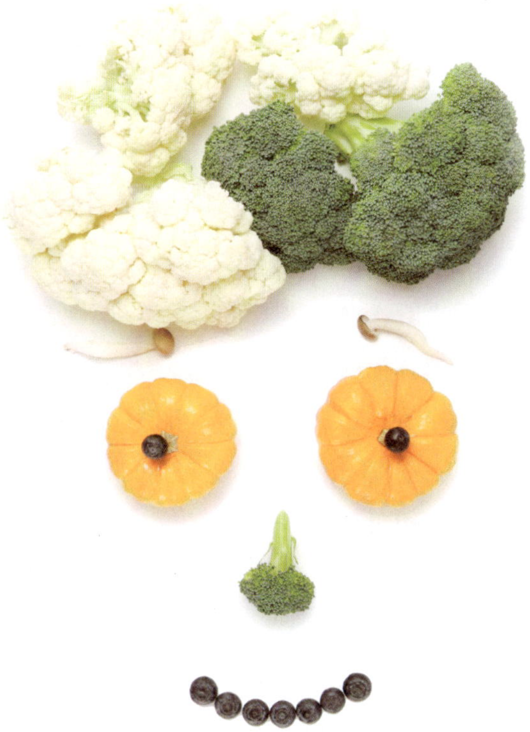

# 6 民以食为天，病从口而入
## ——慢性胃炎

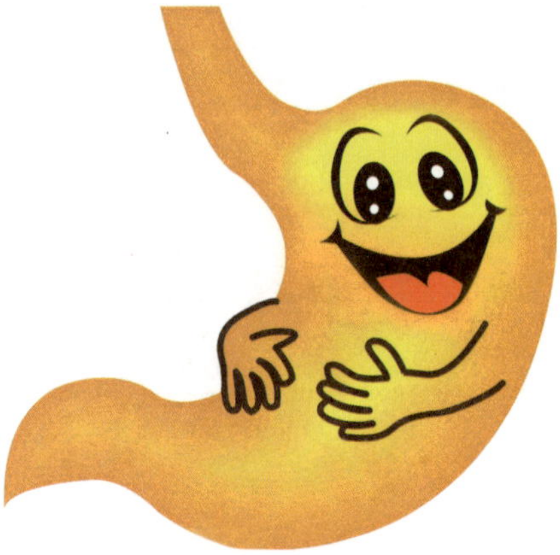

图 95 胃需要好好呵护

常言道“民以食为天”。饮食是人类维持生命的最基本活动，没有了食物就没有了人类。俗话又说：“病从口入”，不健康的饮食往往又是百病之源。尤其消化系统各种疾病，如胃炎、胃溃疡、十二指肠溃疡、肠炎、胰腺炎、肝硬化、胆囊炎、胆石症以及消化系统恶性肿瘤，无不与饮食密切相关。在各种消化系统疾病当中，慢性胃炎最为常见。在我国民间，有“十人九胃”的说法，意思是十个人当中有九个有胃病；而据临床统计，接受胃镜检查者 90%是慢性胃炎患者。为什么慢性胃炎会有这么高的发病率？除了饮食之外，它的发病还与哪些因素有关？有人说，胃是人的第二张脸，那么我们又该如何养护好我们的“第二张脸”？下面我们就从中医的角度谈谈有关慢性胃炎的问题。

## 人以胃气为本——认识我们的胃

### “胃口”与胃

说到饮食消化，我们总会自然而然跟胃联系起来。食欲好，我们叫做“有胃口”，甚至“胃口大开”；食欲不佳呢，就是“没胃口”、“胃口不开”。可见在我们心目中，胃是何等重要，维系我们生命的饮食吃喝就靠它了。

胃是饮食消化的重要器官。人体的消化道起自口腔，延续为咽、食管、胃、小肠（十二指肠、空肠、回肠）、大肠（盲肠、结肠、直肠），终于肛门。胃是消化道中最膨大的部分，有上、下两个口：上口叫贲门，与食管相接；下口叫幽门，通十二指肠。饮食物经口腔牙齿磨碎和唾液的简单消化后，经由食管、贲门进入胃。胃具有储存和消化食物的作用。胃的肌肉发达，能收缩蠕动，促进食物与胃液充分混合，形成像粥一样的食糜；胃还能分泌具有消化作用的胃液，进行淀粉和蛋白质的初步消化。胃壁由里向外分 4 层结构：黏膜层、黏膜下层、黏膜肌层和浆膜层。位于最内层的黏膜层，能分泌胃酸进行食物的消化。由于这一层长期与胃酸、饮食物接触，因此容易发生炎症。我们说的慢性胃炎实际上就是各种原因所导致的胃黏膜慢性炎症改变。

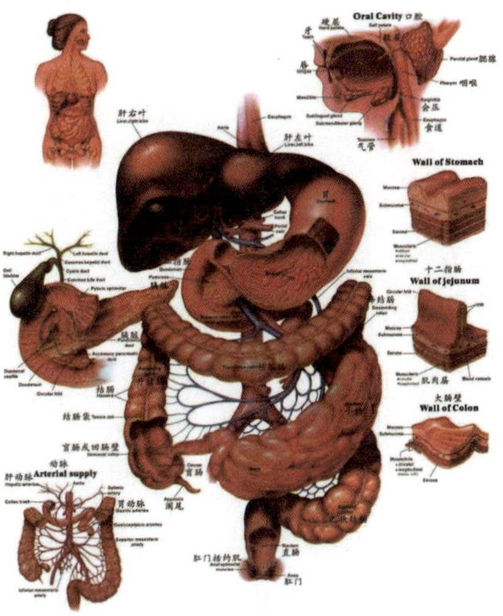

图 96　人体消化系统

在我们的印象当中，吃下去的东西主要就是在胃里进行消化吸收的。其实不然。从现代医学的观点上看，胃里所进行的只是食物的初步消化。食物消化吸收最重要的场所不在胃，而是在小肠。食物经小肠后，还有一部分吸收在大肠继续进行。

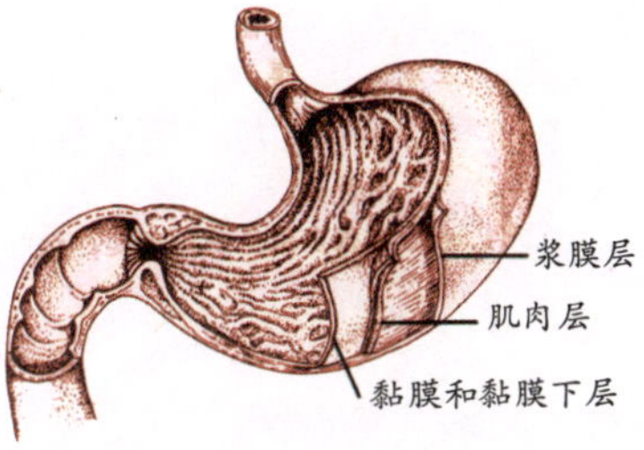


图 97　胃壁结构示意图

相比之下，我们传统医学的观点显得亲近老百姓多了。在中医学里面，胃“主受纳和腐熟水谷”，是食物消化的最主要器官。古代人们生活简朴，水和粮食是填饱肚子、维持生命的基本食物，故而把吃进肚子的东西统称为“水谷”。胃“受纳”水谷后，水谷在胃里进行“腐熟”，经脾转化成精微物质如气、血、津液等，然后输送到人体各处供生命所需。因此中医说，胃为“仓廪之官”、“水谷气血之海”，甚至说“人以胃气为本”、“有胃气则生，无胃气则死”，可见“胃”功能之重要了。较之西医，中医“胃”的功能显然要强大得多，它不仅把西医的胃、小肠、大肠的消化吸收功能都囊括其中，而且还是人生命的根本。

## 脾与胃

在中医学里，消化功能的执行，主要靠两大脏腑——脾与胃。前面谈到，胃主“受纳和腐熟水谷”，而腐熟之后的水谷要最终转化成气、血、津液等精微物质，

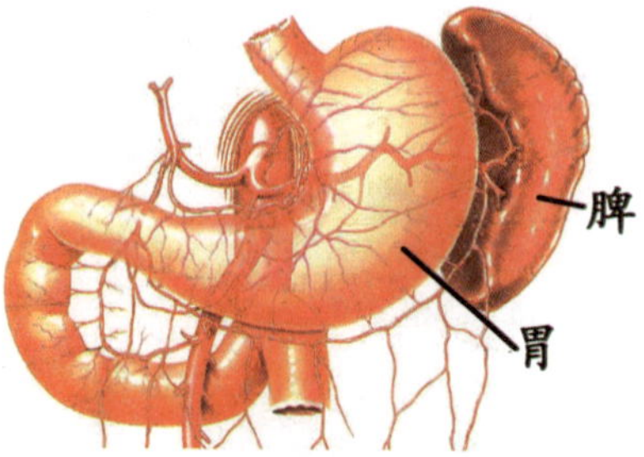

图 98　脾与胃

并输送身体各处供生命所需，就得靠脾的“运化”和脾胃“升清降浊”功能的协同了。脾的运化功能就如同一种化学“提纯”工艺，把经胃腐熟的水谷里面的精华提炼出来。精华营养物质被提炼出来后，依赖脾的“升清”作用而向上、向外散布最后敷布于全身，而提炼完成后剩下的食物残渣、浊气等则要通过胃的“降浊”功能向下输送，最后排出体外。可见，中医学里，脾和胃是紧密结合的两个脏腑。在人体脏腑经络系统中，脾为五脏之一，胃为六腑之一，均五行属土。脾胃一脏一腑互为表里，脾的“运化”与胃的“受纳”、“腐熟”功能共同配合，“升清”与“降浊”作用相反相成，从而完成饮食物的主要消化吸收过程。因此，中医学里常常将脾胃合称，曰脾胃乃“气血生化之源”、“后天之本”。

## 肝与胃

有人说，胃是人的第二张脸。为什么呢？因为人的情绪变化不仅会反映在人的脸上，也会反映于胃。比如说，我们心情好的时候，就觉得胃口大开；心情不好呢，就没了胃口。另外，有胃病的人也常有这样的感受：每当工作紧张，或者情绪不好时，胃病就会加重……之所以有这些现象，从中医角度说来，其实是两个脏腑——胃和肝关系的反映。

怎么又与肝扯上关系了呢？前面章节中，我们多次提及肝脏与情志活动的关系。人体五脏之中，肝与人的精神情志关系最为密切。中医认为，肝有疏泄情志的功能，肝脏功能正常，气血调畅，人的情志也相应调畅；而肝的疏泄功能出现异常，人就容易出现郁闷、发怒等不良情绪。反过来，人的情志活动正常与否，也会影响到肝脏疏泄功能的发挥。

除了调畅气血和情志外，肝的疏泄功能还表现在促进脾胃运化上。正常生理情况下，肝脏发挥疏泄功能，促进脾胃消化吸收，这是“肝胃和”的良好状态。相反，如果肝主疏泄的功能出现了异常，也会影响到脾胃的功能，中医称之“肝胃不和”，或“肝气犯胃”、“肝火犯胃”。因此，人的情志异常，影响肝脏的正常疏泄，可进而影响脾胃功能。临床上见患者遇烦恼郁怒后胃脘胀痛明显、连及两胁，胸闷、喜欢长叹，食欲不振，大便不畅等。

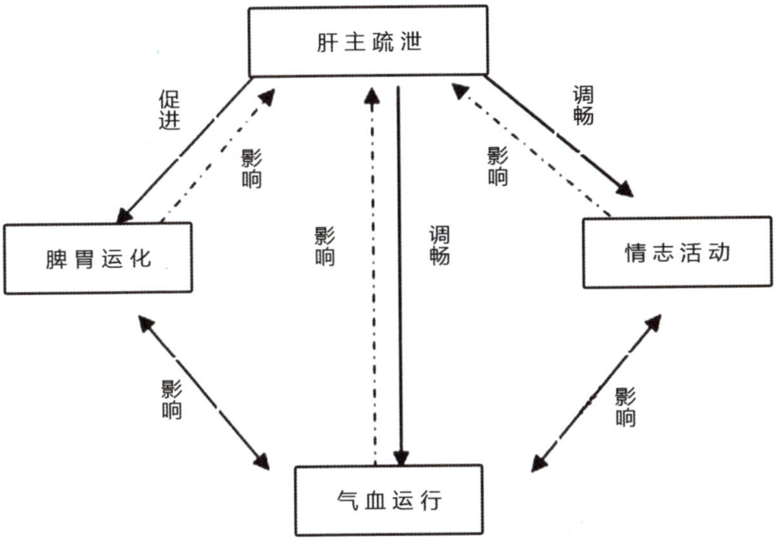


图 99　肝主“疏泄”与脾胃运化关系示意图

李时珍《本草纲目》中曾记载这么一个病例：

荆穆王妃胡氏，因食荞麦面着怒，遂病胃脘当心痛不忍，医用吐下行气化滞诸药，皆入口即吐，不能奏效，大便三日不通。因思《雷公炮炙论》云：心痛欲死，速觅延胡。乃以延胡末三钱，温酒调下，及纳入，少顷大便行而痛遂止。

——摘自《本草纲目·延胡索条》

这是一个典型的“肝气犯胃”病例。中医认为，肝在志为怒（“志”指情志），发怒即是动肝气、肝火。王妃进食时发怒，肝气横逆犯胃，影响胃的消化和“降浊”功能，故而发作胃痛、大便不通。李时珍诊视后，想起《雷公炮炙论》中记载延胡索可以治疗“心痛欲死”（胃在心之下，古人常心胃不分，此处“心痛”应是胃脘部疼痛），遂以延胡索研末，加温酒调和，让王妃服下。王妃果真很快大便通行，胃痛消失。该病例中之所以应用延胡而奏效，原因就在于该药入肝经、胃经，

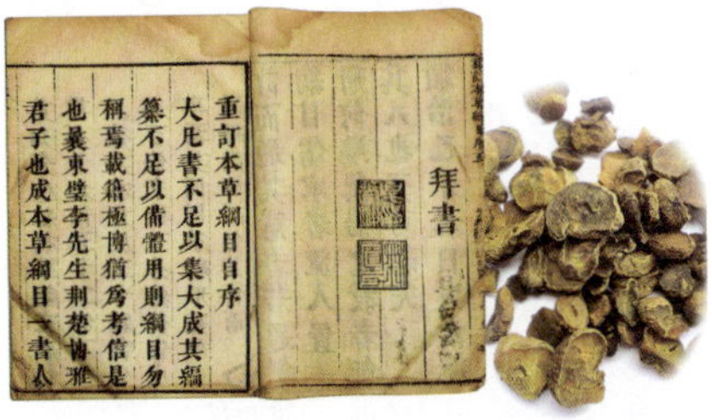


图 100　《本草纲目》记载延胡索治胃痛

善于疏泄、畅行肝胃之气。

上面我们谈到胃和脾的关系，两者是互为表里的脏腑，共同配合完成人体消化吸收主要过程；而胃与肝的关系，则源于脏腑五行属性的相生相克。从五行上分析，肝五行属木，脾胃属土，五行之中木克土，因此一旦肝脏出现异常就容易横逆克伐脾胃，而脾胃功能异常也可反侮肝木，引起肝胃或肝脾同病，这都属于我们所称的“肝胃不和”。



## 慢性胃炎——胃黏膜的慢性炎症

慢性胃炎是现代医学的病名诊断，指的是各种原因引起的胃黏膜慢性炎症性疾病。前面谈到，胃黏膜是位于最内层的胃壁结构，与饮食等胃内容物直接接触，因此容易受各种不良因素的影响而产生炎症改变。在胃镜观察下，其慢性炎症改变可表现为黏膜水肿、红斑、渗出、出血、糜烂、粗糙、皱襞增生或萎缩等。根据黏膜炎症改变的不同，慢性胃炎又可分为两种基本类型：慢性浅表性胃炎和慢性萎缩性胃炎。临床上以前者为多见。

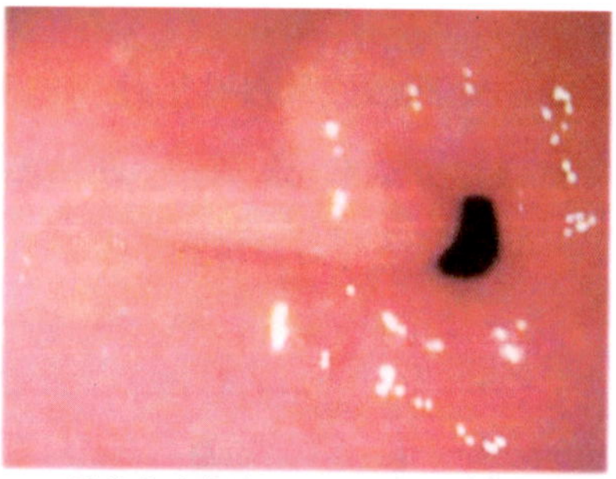

胃窦水肿糜烂

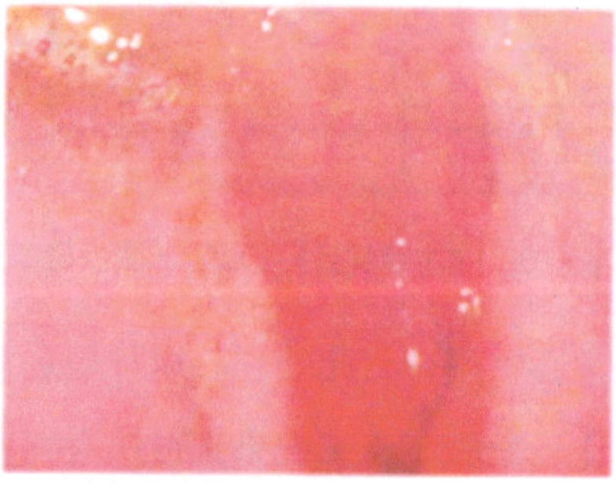

球部水肿糜烂

图 101　胃镜下慢性胃炎黏膜改变

那么，是什么原因导致了胃黏膜的慢性炎症呢？

由于现代医学潜移默化的影响，一提到炎症，人们常会不由自主地与细菌、病毒等微生物感染联系起来。那么慢性胃炎是否也跟病菌的感染有关呢？研究发现，幽门螺杆菌（HP）感染是慢性胃炎的最主要病因。慢性胃炎中 HP 感染的阳性率高达 70% ~ 90%。临床上行胃镜检查时，医生除了通过内窥镜观察胃黏膜的情况外，通常还会在胃内有代表性的几个部位钳出小块黏膜进行活检，其目的之一就是检查是否存在 HP 感染。

人们常说：“健康是吃出来的，疾病也是吃出来的。”我们每天的生活都离不开吃喝拉撒，饮食之于健康，其重要性可想而知。作为消化系统的重要器官——胃，其健康与否更是与饮食息息相关。粗糙的食物，过冷、过热、有刺激性的饮食，酒精、浓茶、咖啡等，都会刺激胃黏膜，长久下来亦都可能引起胃黏膜的慢性炎症。

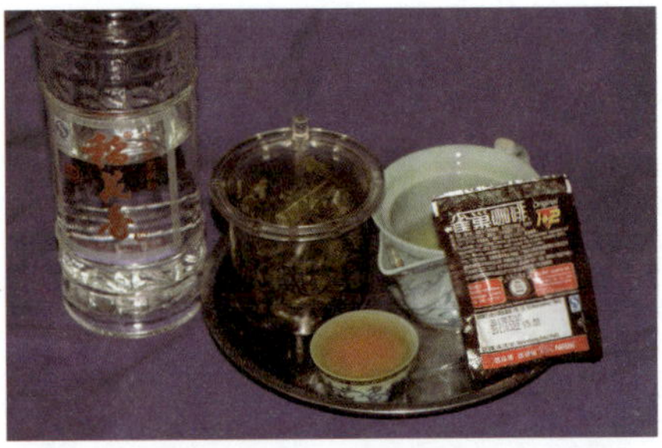

图 102　酒精、浓茶、咖啡等都是刺激胃黏膜的饮食

除饮食因素外，药物因素（如长期服用阿司匹林等非甾体类药物、强的松等激素类药）、吸烟引起的胆汁反流等，都会导致长期胃黏膜的损伤；还有急性胃炎后恢复不良等，都是慢性胃炎产生的原因。此外，精神情志因素、免疫因素、遗传因素也是慢性胃炎的易感因素。

## 辨症和辨证——慢性胃炎“同病异治”

### 由症论病，司外揣内

传统中医学里并没有“炎症”的概念，古代的科技水平也决定了它不可能像现代医学这样，把胃镜伸入胃里探个究竟。中医认识疾病，主要是根据外在的症状表现或患者所传达的主观感受，进一步推求病因病理。这种方法，我们称之为“司外揣内”。慢性胃炎患者，常表现为进食后上中腹疼痛或痞满胀闷不适感，伴随嗳气（俗称“打嗝”）、反酸、食欲不振、大便不调等。中医常以主要症状命名疾病，那么，慢性胃炎中以胃脘疼痛为主要症状者，属

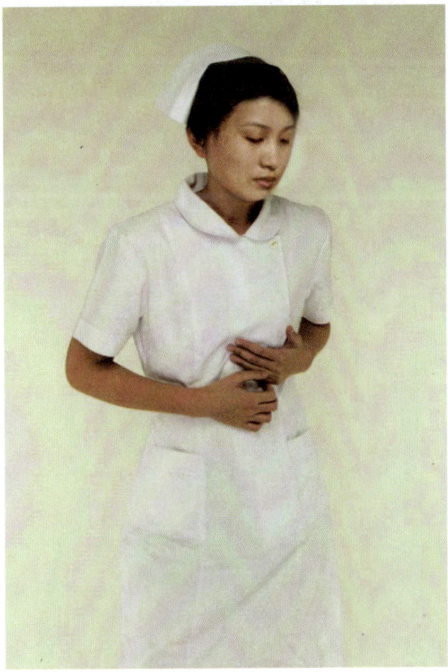

图 103　嗳气（俗称“打嗝”）

于中医的“胃痛”病；以胃脘痞满胀闷不适为主要症状者，中医称“痞满”病。另外，由于胃脘部上近心脏，故古代医籍中记载的某些“心痛”病其实是“胃痛”病；相关的病名记载还有“胃心痛”、“脾心痛”、“心胃痛”、“心脾痛”、“心腹痛”等，但现代中医已多不采用。

## 辨证论治，同病异治

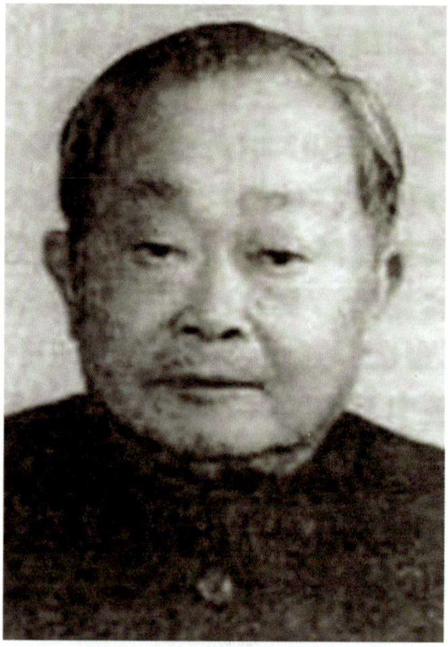
图 104　名老中医姜春华教授

由于认识角度的不同，中西医治疗慢性胃炎的方法也有所不同。对于存在 HP 感染的多数慢性胃炎患者而言，根除 HP 是西医治疗的主要方法，临床一般采用铋剂或质子泵抑制剂加两种抗生素的三联疗法进行治疗。同时，配合抑酸、抗酸治疗以保护胃黏膜，改善嗳气、反酸等症状；对于胃脘痞闷、胀气、食欲不振者，则采用胃动力促进剂如吗丁啉以改善消化功能。然而，西医治疗简单、机械，而且药物的副作用和耐药性问题也导致患者治疗依从性较低。相比之下，中医的“辨证”治疗更为灵活、有效。

前面各章中，我们多次谈及中医“辨证”。概括而言，所谓“辨证”，就是将望、问、问、切四诊所收集的资料，运用中医学理论进行分析、综合，辨清疾病的原因、性质、部位及发展趋势，然后概括、判断为某种性质的证候的过程。对慢性胃炎来说，临床上常见胃火炽盛证、胃阴亏虚证、肝胃不和证、脾气亏虚证、脾阳不足证，治疗则根据“辨证”结果对“证”下药。

下面，我们就来看看名老中医姜春华教授是如何“辨证论治”慢性胃炎的。

例 1 ：诸某某，女，29 岁，1979 年 5 月 21 日初诊。

患慢性胃炎已 1 年。中脘有热感，痞闷，食欲减退，口干，便秘，腹胀。舌红、苔黄，脉数。治宜清热泻火，投以大黄黄连泻心汤。处方：大黄、黄芩、黄连（药量略去）。每日 1 剂，水煎服。服药仅 1 剂，中脘立觉舒适，3 剂后诸症若失，效如桴鼓。

例2：查某某，男，42岁，1975年11月5日初诊。

患慢性萎缩性胃炎已3年。胃脘时胀时痛，食后更甚，嘈杂易饥，口干苦，有口臭，大便难，干燥。舌红、少苔少津，脉弦数。辨证属胃阴不足，用麦门冬汤加减。处方：麦门冬、玉竹、石斛、天花粉、太子参、川楝子、木瓜、佛手花、绿萼梅、黄连（药量略去）。每日1剂，水煎服。连服5剂后，胃痛减，去黄连，续服药1个月，症状消失。随访2年，病未复发。

——摘自[戴克敏.姜春华治疗慢性胃炎的经验.山西中医，2004，20(2)：6—8]

慢性胃炎以中上腹痛、闷胀不适，食后尤甚为主要症状，同时可伴随有嗳气、反酸、食欲不振、便秘等消化不良症状。但是，中医对于临床表现的观察并不止于此。我们看上面的病例，同样是慢性胃炎患者，同样有胃脘不适及便秘等其他消化道症状，但仔细对比，症状又有所不同：例1患者胃脘不适具体表现为中脘有热感、痞闷，例2患者则表现为胃脘时胀时痛，食后更甚、胃脘嘈杂（指胃中烦热闷乱，似饥非饥、似痛非痛、似辣非辣的感觉）；伴随症状中，两者都出现口干、便秘等，但食欲又有所不同，前者食欲减退，后者食欲亢进，嘈杂易饥。另外，观舌、把脉是中医诊病的重要特色，是中医“辨证”的重要依据。我们看两例患者的舌象、脉象，也是同中有异：例1患者舌红、苔黄，脉数；例2患者则是舌红、少苔少津，脉弦数。

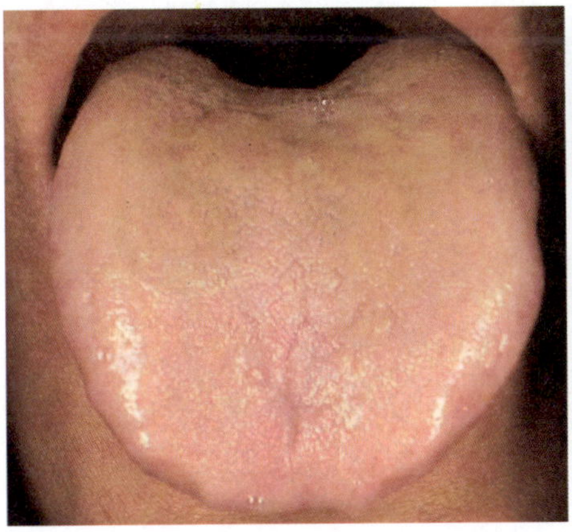

舌红苔黄

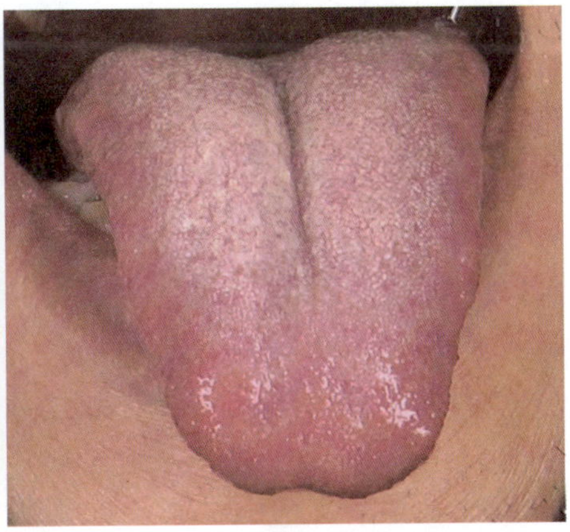

舌红少苔少津

图105　胃火炽盛与胃阴亏虚舌象比较

为什么存在这样的异同呢？原因就在于病同而“证”异。综合患者的症状和舌、脉象表现，例 1 辨为“胃火炽盛证”，例 2 辨为“胃阴亏虚证”。

正常生理状况下，人体阴阳水火平衡，人体维持“阴平阳秘”的健康状态。而胃火炽盛、胃阴亏虚是胃内阴阳水火失衡的两种不同状态。前者胃阴未亏，病在火盛，是为实火证；后者病在胃阴亏虚，因而内火相对偏盛（称“虚火内生”），是为阴虚证、虚热证。这是两者病机上的不同。反映于临床表现上，前者以胃内火热症候为主，兼见火热伤阴及胃腑通降失常表现，可出现胃部有热感、口干、便秘、腹胀、胃部痞闷、食欲减退等症状和舌红、苔黄、脉数的舌脉表现；后者以胃内阴液不足症候为主，兼见胃内虚火及及胃腑通降失常表现，可出现胃内嘈杂易饥、口干苦、大便干结、胃脘时胀时痛等症状和舌红、少苔少津、脉细数的舌脉表现。

“证”不同则治有异。例 1 采用具有清热泻火功效的大黄黄连泻心汤（“泻心”者，其实是“泻胃”，可理解为“清胃火”），直折火势；例 2 的治疗则以养胃阴为主，用麦门冬汤加减治疗。处方中麦门冬、玉竹、石斛、天花粉、太子参养胃阴并清胃中虚火，辅以川楝子行气止痛，佛手花、绿萼梅、木瓜理气和胃，黄连清胃火。

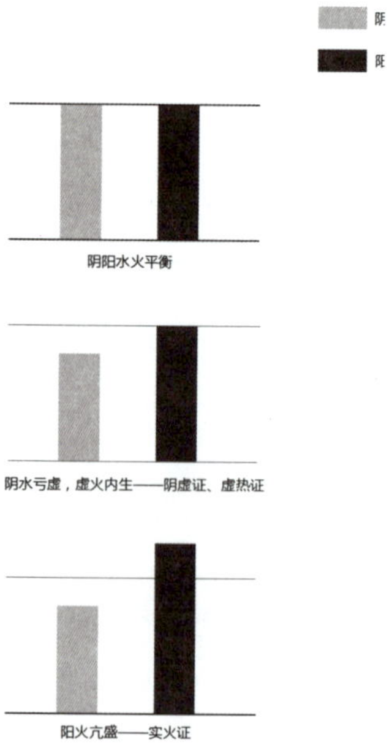


图 106　人体阴阳水火生理病理示意图

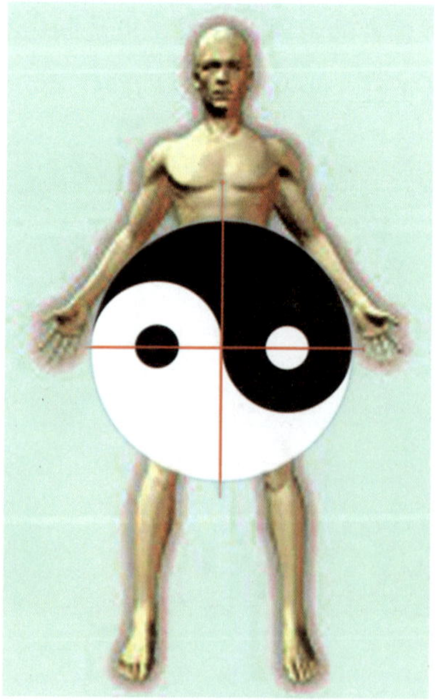

图 107　人体阴阳平衡图

同是慢性胃炎病患，由同一位医生诊治，但处方用药却各异。细心的读者如果用心品味，自然会发现中医“辨证论治”之妙。

## 辨证辨病结合——变通之中有常法

### 脏腑相关，治胃不忘肝脾

前面我们谈到，中医认识胃，还很注重其与脾脏、肝脏之间的相互联系。它们三者在生理上密切联系，在病理上也互相影响。在胃病中，常常有脾脏受病或肝胃不和的表现。比如下面姜春华老中医另外两个治疗案例，患者病证就分别表现为脾气亏虚和肝火犯胃。

例 3：谭某某，女，25 岁，1977 年 9 月 20 日初诊。

患慢性胃炎已 3 年。面色萎黄不泽，少气乏力，胃脘胀痛，食后尤甚，恶寒喜温，纳食少，大便溏薄。舌淡、苔白腻，脉弱。治拟益气健脾，以香砂六君子汤加味。处方：党参、白术、茯苓、半夏、陈皮、砂仁、高良姜、薤白头、甘草（药量略去）。每日 1 剂，水煎服。连服 7 剂后，胃脘疼痛减轻，续方 21 剂后，胃痛消失，诸症好转。

例 4：范某某，女，27 岁，1975 年 10 月 7 日初诊。

患慢性胃炎已 1 年，胀痛连胁，时有嗳气，嗳气后略舒，心下有灼热感，口苦，便秘。舌偏红、苔黄，脉弦数。证属肝郁化火，胃失通降，治宜疏肝泄热，泄肝和胃，用左金丸合四逆散加味。处方：川连、吴茱萸、柴胡、白芍、枳壳、郁金、丹皮、山栀、绿萼梅、佛手花、嫩苏梗、苏子、旋复花(包)（药量略去）。每日 1 剂，水煎服。服药 7 剂后，胃痛止，大便通，嗳气少。续原方 7 剂后，痊愈。

——摘自[戴克敏．姜春华治疗慢性胃炎的经验．山西中医，2004,20 (2)：6—8]

我们先来看例 3。患者除胃脘胀痛、食后尤甚的主症外，还伴随有纳食减少、大便溏薄、少气乏力、面色萎黄不泽，以及舌淡、苔白腻，脉弱等。这些伴随的症状、体征反映了患者脾气亏虚的病理状况。治疗上，以益气健脾为主要治法，药用香砂六君子汤加味。香砂六君子汤来源于清代一部由名医编辑、名医评述名方的著名方书《古今名医方论》，该方由党参、白术、茯苓、炙甘草、半夏、陈皮、砂仁、木香 8 味中药组成，其中党参、白术、茯苓、炙甘草合称“四君子”，功能益气健脾为主；加上燥湿行气和胃的半夏、陈皮为“六君子”，是针对脾气亏虚及因此产生的“痰湿”而治；“六君子”再加上具有芳香行气功效的木香、砂仁，则燥湿行气、促进脾胃运化的功能更为增强，对于脾气亏虚兼有痰湿、运化乏力的患者来说，正是药对其“证”，效果甚好。不过，姜老的处方中弃“木香”不用，原因可能是木香的行气和温燥功能较强，多用恐伤胃阴。

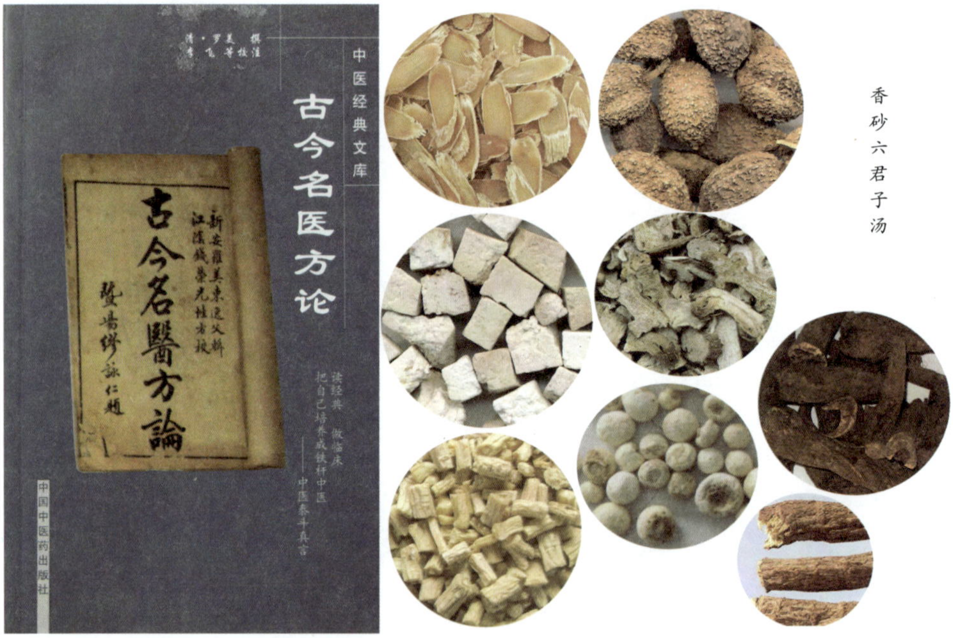


图 108 《古今名医方论》香砂六君子汤药物组成

另外我们还注意到，处方中在香砂六君子汤基础上还添上两味药：高良姜、薤白头，为什么呢？原因就在于，患者一派脾气亏虚之象里，还有“恶寒喜温”的症状——这是脾气亏虚日久，伤及脾阳的表现。因此，处方中又添加上具有温胃通阳功效的高良姜和薤白头。

通常，胃病日久容易伤及于脾，由损耗脾气再到伤及脾阳，是病程由实转虚、逐步加重的过程。及至患者表现为胃痛隐隐、绵绵不休、喜温喜按、泛吐清水、食欲不振、精神疲倦、懒于言语、四肢倦怠、手足不温、大便溏薄等症状，就是典型的脾阳亏虚（脾胃虚寒）证候了，治疗上则以温中补虚为主，相应地采用黄芪建中汤加减治疗。由于药效明确，目前像黄芪建中汤、香砂六君子汤、陈夏六君汤等古方，都已被制成中成药丸剂广泛流传于市面药店里。

下面我们再谈谈例 4。这是典型的肝胃不和的案例。我们看患者的症状：胃脘胀痛连胁，时有嗳气，嗳气后略舒，这是肝气犯胃、胃气上逆的表现；心下（即胃所在位置）有灼热感、口苦、便秘及舌偏红苔黄、脉弦数等，是肝胃有火的表现。慢性胃炎患者出现这样的症状，其病因多数与情志压抑、发怒或情绪紧张等有关，其病理是肝郁化火、横逆犯胃，导致胃失和降。因此，姜老以疏肝泄热、泄肝和胃为法，采用左金丸合四逆散加味治疗，处方中川连、吴茱萸是清泻肝胃之火、疏肝和胃降逆的经典搭配，柴胡、白芍、枳壳、绿萼梅、佛手花、嫩苏梗等疏肝和胃、理气止痛，郁金、丹皮、山栀清泻肝火，苏子、旋复花和降胃气、缓解嗳气症状。姜老巧用古方治疗慢性胃炎，切中病机，疗效显著。

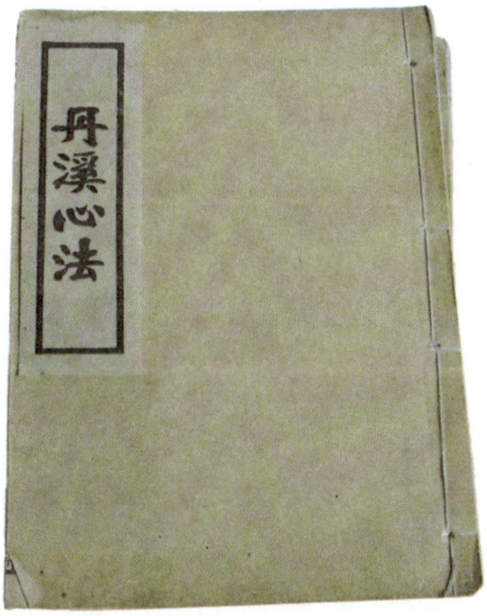


左金丸

《丹溪心法》卷一 火六

治肝火。一名回令丸。
黄连（六两，一本作芩）
吴茱萸（一两或半两）
上为末，水丸或蒸饼丸。
白汤五十丸。

图 109 《丹溪心法》中左金丸组成及功效

## 辛开苦降，让胃“动”起来

我们都知道，慢性胃炎的主要症状是进食后上中腹疼痛或痞满胀闷不适感，伴随嗳气、反酸、食欲不振、大便不通等症状。西医认为，这是胃黏膜炎症引起的胃肠动力不足的表现。通俗一点来讲，就是胃“生病”了，劳动不带劲了。那么如何恢复胃的正常劳作呢？除了治疗生病之因——胃黏膜炎症之外，还可以借助其他方法帮助它“动”起来，比如采用促进胃肠动力药吗丁啉等。

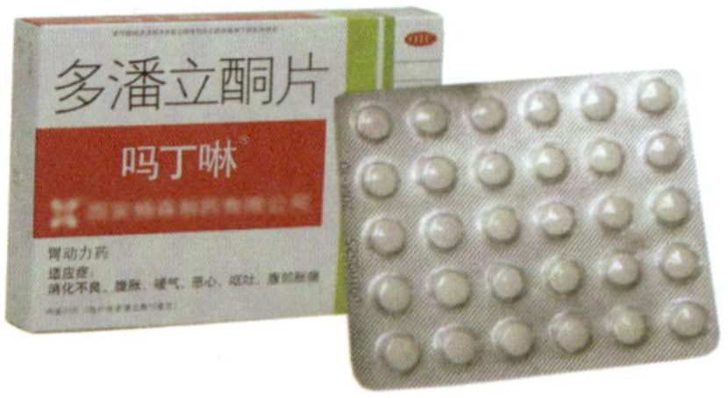

图 110　促进胃肠动力药——吗丁啉

对于这一点，其实中西医在认识和治疗机理上是共通的。在慢性胃炎的中医治疗中，有一类药物常常是少不了的，那就是理气、行气药，如前面例 2（胃阴不足证）中的川楝子、佛手花、绿萼梅；例 3（脾气亏虚证）中的陈皮、砂仁；例 4（肝火犯胃证）中的枳壳、绿萼梅、佛手花、嫩苏梗等。这些理气行气药的应用，可以调理、畅行胃腑之气，促进脾胃的运转，这是中医“促进胃肠动力”的重要方法之一，其目的就是让因生病而懈怠的胃重新“动”起来。这就跟身体不好的人要多参加体育锻炼是一样道理，通过运动锻炼，才能激活身体机能，重新焕发出活力。

中医还有一种很特别的促进胃肠动力的方法，叫做“辛开苦降” 法。何谓“辛开苦降”呢？中药有 5 种基本的味道：酸、苦、甘、辛、咸，不同味道有着不同的功效和作用趋向，如酸味收敛固涩、甘味缓急止痛、咸味软坚散结等。至于辛味和苦味，我们分别举一种常见的食物或药物——芥末和黄连，也许您很快就明白了。芥末的味道可以说是最典型的辛味了，吃过的人都知道，哪怕只蘸上那么一点点，那股辛辣之气就近乎要冲鼻而出了。由于辛味具有向外、向上散开的力量，因此我们应用辛味的中药以发挥其向外、向上开散的效应，谓之“辛开”。民谚“哑巴吃黄连——有苦说不出”，黄连之“苦”可谓已成典范。老百姓都懂得用黄连降火，那么黄连之所以具有良好的降火功效，其实与其“苦”味是分不开的。苦味通常都具有降泄下行的作用趋势，而我们则应用苦味的中药以发挥其向下降泄的效应，谓之“苦降”。那么我们如果同时应用“辛开”和“苦降”药物作用于同一部位，就形成了两种相反相成的药物效应：一种

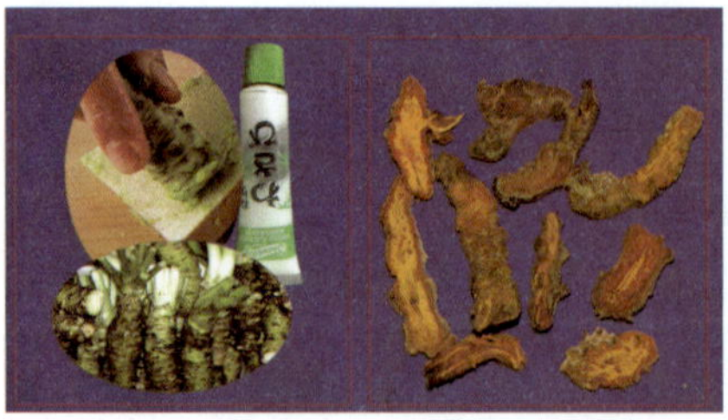
芥末——辛开　　黄连——苦降

图 111　辛味的芥末与苦味的黄连

向上转，一种向下转，那么中心这个“滑轮”自然就转动起来了。

早在东汉时，医圣张仲景就运用“辛开苦降”原理治疗“痞满”病，创立了半夏泻心汤、甘草泻心汤、生姜泻心汤、大黄黄连泻心汤、附子泻心汤等经典名方。前面我们在案例1中用的方药就是大黄黄连泻心汤，以苦寒降泄清火为主；而其他“泻心汤”都是“辛开”、“苦降”并用。如半夏泻心汤，由半夏、干姜、黄芩、黄连、人参、大枣、甘草组成，其中半夏、干姜“辛开”，黄芩、黄连“苦降”，辅以参、枣、草和中，如此一升一降作用于胃，那么因生病而懈怠的胃就又重新“动”起来了，胃脘的痞满不适及伴随的种种消化不良症状也就自然消解了。名老中医刘渡舟曾治疗一名36岁张姓男患者，该患者平素嗜酒成癖，之后出现呕吐、左上腹胀满不适、大便不调等症状，经多方治疗但效果不明显。刘老诊后，认为该病患系因酒湿伤脾、痰浊碍胃导致脾胃升降失常——胃气不降则上呕，脾气不升则下泻，脾胃之气留滞不畅则胃部痞胀不适。于是，刘老采用半夏泻心汤进行治疗，1剂后患者大便排出大量白色黏液，呕吐大为减轻；2剂后则腹胀、腹泻消失；总共服药4剂而病告痊愈。可见距今1000多年前的古方古法，治疗今天的常见疾病，仍然效果如神。

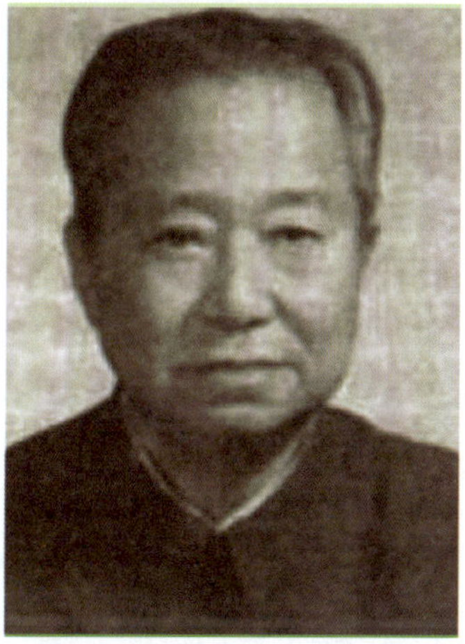

图112　中医学家刘渡舟教授

## 化痰健脾，消除致病之源

从上面刘老的医案中，我们注意到，患者平素嗜酒成癖，刘老认为患者系“酒湿伤脾，郁而生痰，痰浊碍胃，升降失常”。从酒湿伤脾到痰浊碍胃，是从病因到致病的发展过程。这中间有一个重要病理因素——痰湿。我们在前面哮喘、心绞痛等病中多次谈及痰湿的问题，在本章中，痰湿仍然是慢性胃炎的重要病理因素。

不论中医西医，都认为饮食习惯不健康是慢性胃炎的重要病因。在中医看来，“脾为生痰之源”，饮食习惯不健康是酿生痰湿之源。比如过量饮酒、肥甘厚腻的饮食都会在体内酿生痰湿；过量饮食、饮食不规律、饮食寒热不调等，会伤及脾胃，导致脾胃不能正常运作，饮食水谷不但不能化成营养精微反而留滞酿成痰

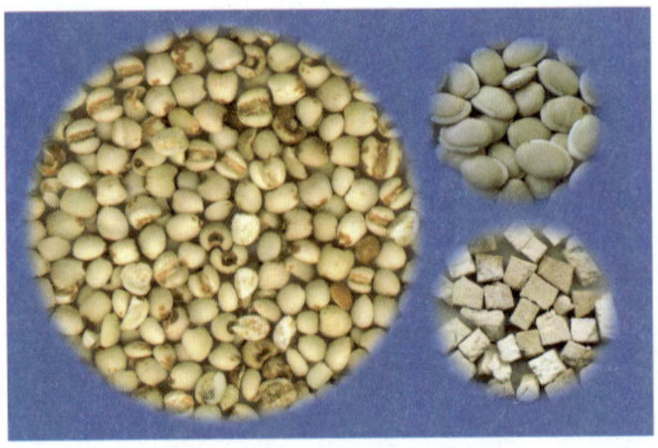

图 113　常用健脾祛湿药——薏苡仁、茯苓、白扁豆

湿。而所产生的痰湿，则是慢性胃炎的重要病理因素之一。临床中我们都可以看到，很多慢性胃炎患者的舌苔滑腻、厚腻，这就是痰湿的征象。还有不少患者，症见形体肥胖、精神不振、四肢沉重、整天昏昏欲睡、食欲不振、大便黏腻不爽等，也都是痰湿的表现。对于此类患者，我们治疗都很注重祛湿、化痰和健脾，用药如半夏、厚朴、胆南星等燥湿化痰；薏苡仁、茯苓等健脾利湿渗湿；藿香、佩兰、白扁豆、砂仁、白豆蔻等芳香化湿；还有党参、白术、黄芪、炙甘草等健脾以化痰湿。

## 清热祛湿，中医也能对付幽门螺杆菌

前面我们讲到，幽门螺杆菌感染是慢性胃炎的主要病因。现代医学采用铋剂或质子泵抑制剂加 2 种抗生素的三联疗法根治幽门螺杆菌，但药物的副作用、耐药性、患者依从性等仍然是棘手的问题。中医药治疗的介入，为治疗幽门螺杆菌感染开辟了新途径。

我们在临床中总结发现，幽门螺杆菌感染患者最容易形成湿热中阻的证候——症见胃脘疼痛，嘈杂灼热，口干口苦，渴不欲饮，头重如裹，身重肢倦，胸闷恶心，食欲不振，大便不畅，舌苔黄腻，脉滑数。对此，中医可选用清热解毒燥湿的药物如黄连、黄芩、蒲公英、白花蛇舌草等进行治疗。另外，由于幽门螺杆菌不易根治，在体内停留较久，久病入络，影响气血调畅，故治疗上还常配合柴胡、白芍、枳壳、木香等疏肝行气药和丹参、三七、莪术等活血化瘀药物。

可见，对付幽门螺杆菌感染，中医并非无计可施。相反地，中医治疗重视整体调节，在辨证论治基础上结合辨病治疗（如清热燥湿等），既可有效抑杀幽门螺杆菌，又能迅速缓解症状，增强机体免疫力，具有独特的优势。

歌诀：

慢性胃炎人多犯，饮食情志皆病端。

辛开苦降古法治，调胃莫忘脾与肝。

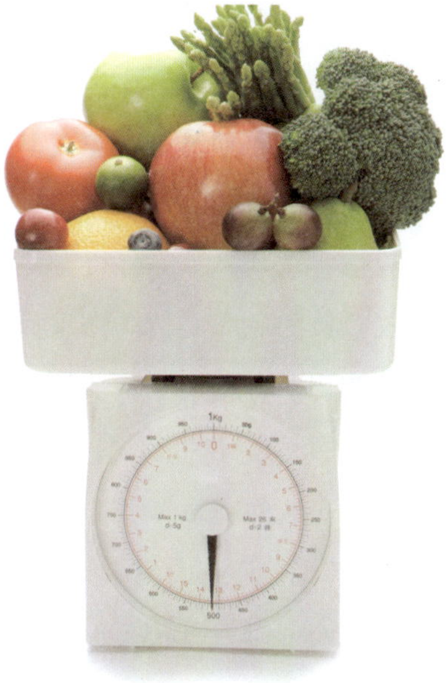

# 7 贫穷年代就有的富贵病

## ——糖尿病

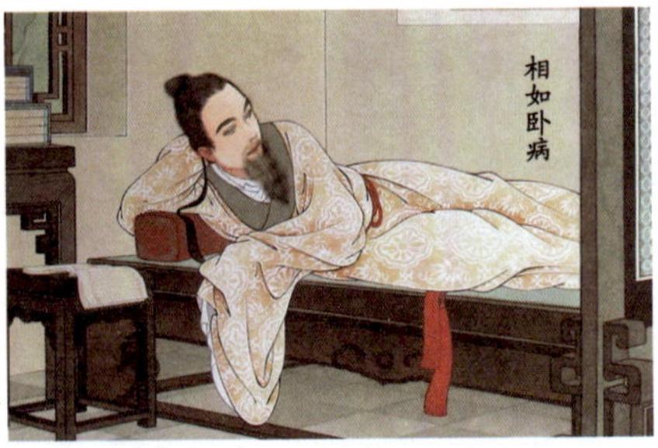

图 114 相如病卧

“文园病渴几经年，久旱求泉竟及泉。辟谷尝参皆试过，一丸遇到不妨千。”这是老一代无产阶级革命家、“延安五老”之一谢觉哉先生的诗作，诗中记述了谢老患糖尿病后遍寻医药，最终寻得有效治疗药物——玉泉散的欣喜心情。糖尿病在古代中国称“消渴”。据《史记·司马相如列传》记载，西汉著名辞赋家司马相如（官任“文园令”）曾患消渴，故而后世以“文园病”指代糖尿病。而玉泉散则是清代名医叶天士所创制的治疗消渴病名方。

您可能不曾想到，这个风靡于现代社会的富贵病，在远古的年代就已经出现；而当您或您的亲友为着西药降糖的种种副作用而一筹莫展时，您可能也没有想到，中医学在糖尿病诊疗上已积累了 2000 多年的经验，历代医家创制了无数功效独到的方药……在这一章里，就让我们一起来见识中医药对糖尿病的独特认识和神奇疗效吧！

## 探秘糖尿病病名

### “消渴”与“消瘅”

糖尿病是一种古老的疾病，在中国、埃及、希腊、罗马、印度等文明古国的古典医籍中都可以见到关于糖尿病的最早记载。不过，“糖尿病”是现代医学的叫法，在中医古籍里多称之为“消渴”。这个病名最早见于公元前四五世纪的《黄帝内经》中。

为什么中医把糖尿病叫做“消渴”呢？我们都知道，糖尿病的典型症状是“三多一少”，即多饮、多食、多尿而体重减少。古人发现，有一种疾病，其患者无论四时寒暑，总感觉口中干渴而饮水不止、胃中饥饿而食量大增（中医称此症状为“消谷善饥”），而身体却日渐消瘦。于是，古人把这种疾病叫做“消渴”。它巧妙地概括了糖尿病“三多一少”的典型症状，可谓言简意赅，也足见古人观察疾病的细致和敏锐。

除“消渴”外，《内经》中还有“消瘅”、“肺消”、“鬲消”、“消中”等病名的记载，其他医药古籍还有“渴疾”、“瘅疾”等记述，都与糖尿病有关。值得一提的是病名中的这个“瘅”字，非常形象生动。“瘅”是干旱的意思。糖尿病患者最常见、最突出的症状就是口渴多饮，并且还不是一般的口渴，而是干渴难耐，饮水不止——《金匮要略》中说到“其人一日饮水一斗”，宋代大文豪苏东坡甚至描述有人“忽得渴疾，日饮数斗”，可见其口渴之甚、饮水之多了。也无怪乎东汉著名唯物主义学者王充要将此病比拟为大自然的干旱了——其《论衡》中说道：“故夫天地之有湛也，何以知不如人之有水病；其有旱也，何以知不如人有瘅疾也。”

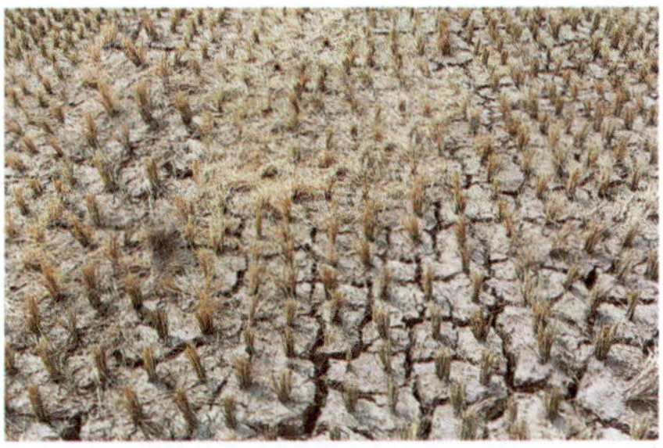

图 115　王充将消渴病比喻为人体的干旱

## “甜性的多尿”

中医称糖尿病为“消渴”，与其“三多一少”典型症状有关；而现代医学“糖尿病”的命名，则与该病患者小便的重要特征有关——糖尿病患者不仅多饮多尿，而且尿中带有甜味。糖尿病的外文名“Diabetes Mellitus”，其意即为“甜性的多尿”。“Diabetes”希腊文原意是“流动在弯管中”，象征患者极度口渴与多尿，是该病原本的名称。1675 年，英国有位名叫威廉的医生，在一次学术会议上提出该病患者不但尿多，而且还有尿甜的特征。于是，西方医学界在“Diabetes”基础上加上表达“蜂蜜、甜蜜”意义的单词“Mellitus”。这样，“Diabetes Mellitus”就成为沿用至今的糖尿病的外文名称。

值得一提的是，虽然“糖尿病（Diabetes Mellitus）”这一病名是由西方医学确立的，但是在世界范围内，糖尿病患者尿甜这一重要特征的记载却最早见于公元 7 世纪的中国医书。当时唐代著名医家甄立言将此症状最早记载在其著作《古今录验》中，后来另一唐代名医王焘进一步证实了这一发现。据说王焘的父亲患了消渴，口渴难忍，饮量大增，身上长了很多疖疮，小便带有一股水果味。王焘看到甄立言《古今录验》一书关于消渴病人“小便似麸片甜”的记载，于是亲尝

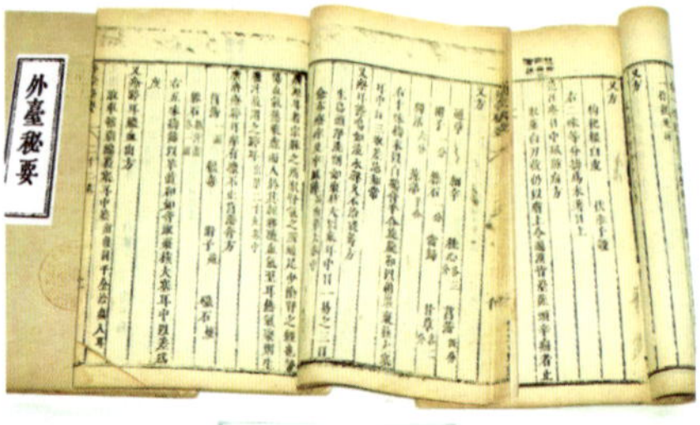

图 116 王焘《外台秘要》书影

其父小便以证实之。他针对父亲的情况制定了治疗方案，配合饮食调整，使其父病情得到康复，小便“咸若如常”。后来他把这些经验写进了《外台秘要》一书里。

中医最早记载糖尿病患者尿甜这一重要症状，并把这一症状的消失作为治愈糖尿病的标准之一，为世界医学认识和治疗糖尿病做出了重要贡献。现代医学研究发现，正常人的尿液里是检测不出葡萄糖的，而糖尿病患者的小便中常常可以检测到葡萄糖（医学称“尿糖阳性”）。尿糖阳性是诊断糖尿病的重要线索。有些糖尿病患者，可能“三多一少”的症状不甚明显或未引起注意，却由于发现小便味甜质黏、招引蚂蚁，而进一步检查诊断患有糖尿病。

## 寻觅糖尿病罪魁祸首

### 血糖——诊断糖尿病的主要依据

如今，“糖尿病”已然成为公认的病名，但随着医学的发展，其内涵却发生了很大的变化。人们已经不再把“糖尿病”简单理解成一种尿甜的疾病。尿甜、尿糖阳性只是糖尿病的外在表现。“糖尿”的产生，其实是体内异常升高的“血糖”作怪。

血糖主要是指血液中的葡萄糖。人们通过饮食摄入的谷物、蔬菜、水果等，经消化系统转化为葡萄糖等。葡萄糖进入血液后被运送到全身细胞，是体内各器官、组织活动所需能量的主要来源。因此，在正常人体血液中，都保持有一定浓度的葡萄糖。正常人清晨空腹血糖（FPG）浓度为 3.9 ~ 6.11mmol/L。如果人体血糖浓度超过 8.9 ~ 10.0mmol/L，就有一部分葡萄糖随尿排出，形成了糖尿。

血糖升高是糖尿病的主要特点，也是目前诊断糖尿病的主要依据。如果一个人的 FPG ≥ 7.0mmol/L，或者有多尿、烦渴多饮和难以解释的体重减轻这些典型症状，加之在一日内的任意时间测得血糖≥11.1mmol/L，都可诊断为糖尿病。假如血糖高于正常范围，但又未达到上述诊断标准时，则须进行口服葡萄糖耐量试验（OGTT）。OGTT试验中，若服糖后2小时测得的血糖（2 h P G）≥11.1mmol/L的话，也应诊断为糖尿病。

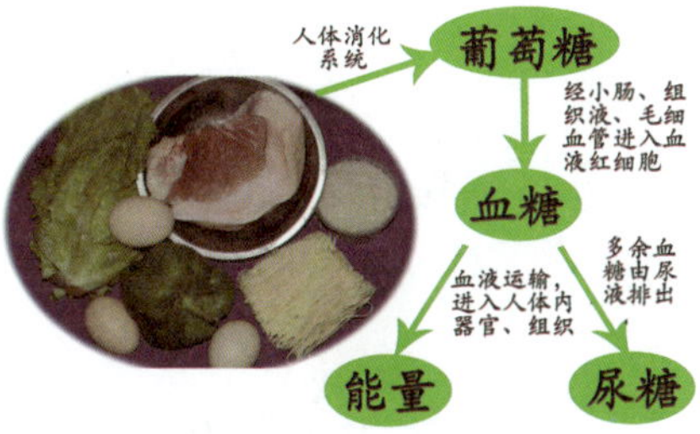
人体消化系统
葡萄糖
经小肠、组织液、毛细血管进入血液红细胞
血糖
血液运输，进入人体内器官、组织
多余血糖由尿液排出
能量
尿糖
图117 糖尿的产生

## 胰岛——操纵血糖升降的司令部

究竟是什么原因引起了血糖的异常升高呢？或者换句话说，是什么导致了糖尿病的产生？先讲讲医学史上一个有趣的故事，这个故事与糖尿病发生机理的发现有关。

19世纪后期，欧洲的一些医学家正热衷于研究人体各脏器的生理功能。1889年，在德国斯特拉堡医院里，医生梅林和俄国病理学家明科夫斯基正是通过动物实验，研究人体胰腺的消化功能。一天傍晚，梅林医生完成实验后走出屋子散步，无意中发现有许多苍蝇"嗡嗡"地叮围着一滩狗尿，而旁边另一滩狗尿上却一个苍蝇也没有。究竟这滩尿里有什么奇特之处吸引了苍蝇呢？他和明科夫斯基把两滩尿液进行了对比测定，发现苍蝇围叮的那滩尿液原来是糖尿！他们进一步追踪发现，原来是那条被完整切除掉胰腺的实验狗得了糖尿病！因此它的尿才招聚了成群的苍蝇。这个意外而意义重大的发现，让科学家意识到糖尿病发生与胰腺之间肯定存在着某种不解之缘，并从此揭开了人类研究胰腺功能的新篇章。

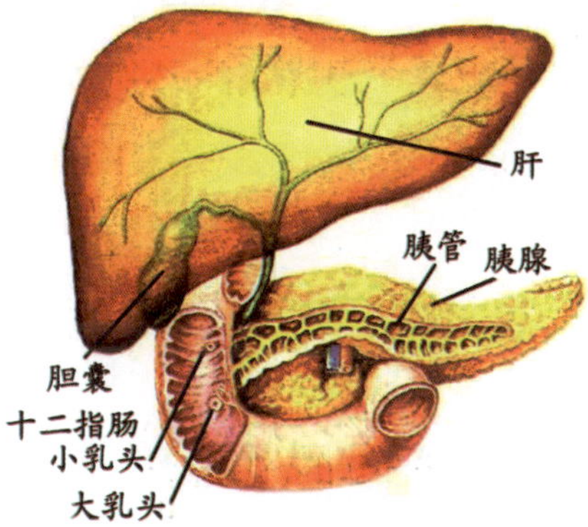

图118 胰腺的位置和形态

后来，医学科学家进一步研究发现，原来人类的胰腺有两大工作部门：外分泌部和内分泌部。前者分泌胰液帮助消化；后者分泌内分泌激素，控制血糖的升

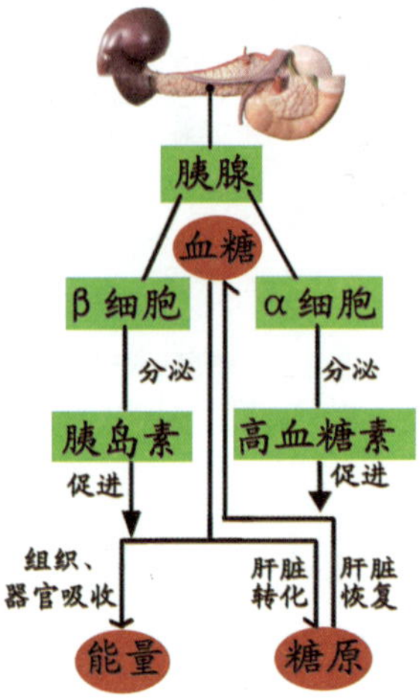


图 119 胰腺对人体血糖影响图

降。胰腺内分泌部又称胰岛，是指分散于胰腺内的一组组细胞团（每组由 20 万～180 万个细胞组成），因像分散在江湖中的岛屿，故名之。胰岛细胞分 α 细胞和 β 细胞两种，它们分泌不同的内分泌激素以控制血糖升降：当人体血糖水平升高（如正常进餐后），由胰岛 β 细胞分泌的胰岛素就会刺激身体细胞吸收葡萄糖，并促使肝脏摄取血流中过多的葡萄糖，将其转变成糖原储藏起来；而当人体血糖水平过低时，胰岛 α 细胞分泌的高血糖素又会使肝脏把糖原恢复成葡萄糖，释放入血流中。由此可见，胰岛是操纵血糖升降的司令部。

## 胰岛素——与糖尿病息息相关的激素

由胰岛 β 细胞分泌的胰岛素是身体内惟一的降血糖激素。以血糖异常升高为主要特征的糖尿病，尽管其病因复杂，但归根到底不外乎与胰岛素的“缺乏”有关。通常，糖尿病分两大类：1 型糖尿病和 2 型糖尿病。前者多见于青少年，主要是由先天胰腺 β 细胞分泌胰岛素不足引起。这是人体胰岛素绝对的缺乏，此类患者的治疗，需要不断注射外源性胰岛素以补充体内不足的胰岛素，从而达到控制血糖的目的。而 2 型糖尿病患者，多见于中老年人和肥胖者，其体内胰岛素的分泌量并不低，甚至还偏高，但是胰岛素作用效率很低，因而出现多量胰岛素低降糖效应这样“事倍功半”的局面。这种情况称“胰岛素抵抗”，是胰岛素相对的缺乏。之所以出现这样的情况，既有遗传易感性因素存在，也有饮食过量、肥胖、精神刺激等因素的综合作用。2 型糖尿病的治疗，既往西医主要是控制饮食、体育运动、服用降糖药物，现在西医也主张配合一定量的胰岛素治疗以促进胰岛功能的恢复。

# 中医论治糖尿病

翻阅中国历代文献，我们得知不少名人诸如文人中的司马相如、杜甫、韩愈、欧阳修，政治人物中的汉武帝、隋炀帝、唐太宗、慈禧太后等都是糖尿病患者。那么，在现代医学发明注射用胰岛素、口服降糖药物之前，中医是如何医治糖尿病的呢？中医医治糖尿病的疗效如何？我们不妨看看下面几个真实的案例。

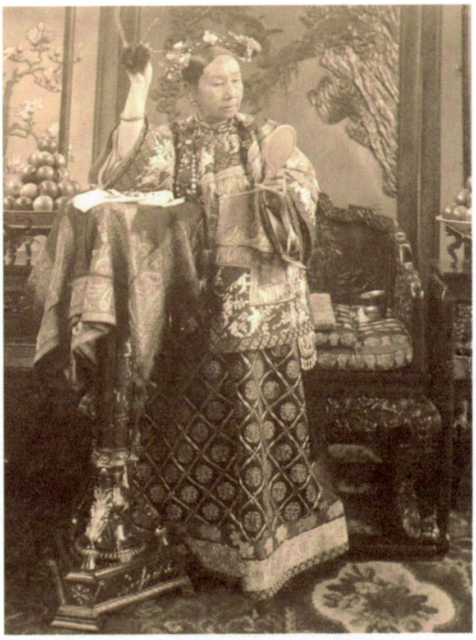

图 120　慈禧太后曾患糖尿病

## 案例 1：玉泉散治上消——久旱逢甘霖

本章开始时我们提到了谢觉哉先生记述其病“渴”治“渴”的诗文。谢老在诗后自注：“糖尿病旧称消渴症。我病消渴多年，喝水多，小便也多；夜间睡醒，口干欲裂，要喝水。有时肚子是饱的，但仍要吃，不吃就头昏眼花。西医要我限制吃米麦，每顿 100 克左右，中医要我睡时含参片，可免口渴，但收效都不大。偶于《叶天士手集秘方》中得一方，名玉泉散：白粉葛 15 克，天花粉 15 克，麦冬 15 克，生地 15 克，五味子 5 克，甘草 5 克，糯米 15 克（分量是北京医院中医大夫定的）。服之，病若失。谚云：‘吃药一千，遇药一丸’，其然乎！”

中医消渴分“三消”（上消、中消、下消）进行辨治。上消者，症状以烦渴多饮最为明显，伴有口干舌燥，尿量频多，病在上焦肺；中消者，以多食易饥、形体消瘦为明显，伴有口渴、尿多、大便干燥等，病在中焦胃；下消者，以小便异常为主，病在下焦肾。谢老的案例，正是“上消”的病例。

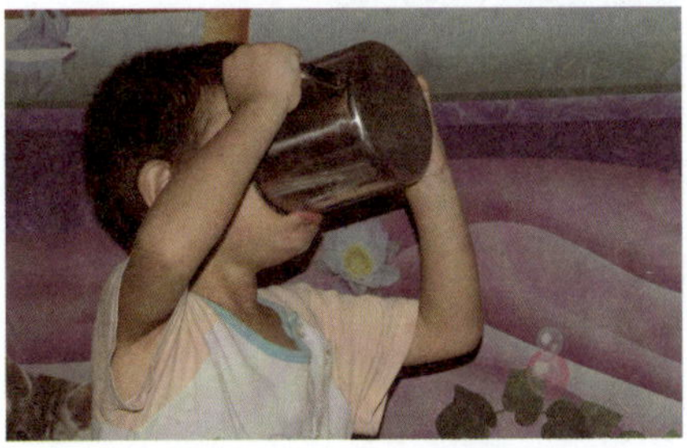

图 121　夏日渴饮

“上消”在《内经》中又称“肺消”、“鬲

消”等，主要是肺阴亏虚，燥热内盛引起。何以见得呢？想像一下：人体在什么情况下会口渴多饮？通常有以下两种情况：一是体内正常的水分不足，即中医说的阴液、阴津亏虚；二是体内火热过盛，火灼水干，故而人会感到口渴，需要多进水以降火热并补充失去的水分。肺脏位于人体上焦，为“水之上源”，行使敷布津液的职能，因此肺脏阴虚燥热时口渴多饮的症状就会表现得很明显。而谢老的症状即是以口渴多饮最为显著，属于肺脏阴虚燥热引起的“上消”症候。除此之外，谢老尚存在肾阴不足、胃内燥热的情况。前者表现为夜间口渴、多尿；后者表现为多食、消谷善饥。明确了这样的病机，治疗就可以有的放矢了：肺内阴津水分不足就要滋阴增液——用生地、麦冬；肺燥热内盛就要清热、润燥、生津——用白粉葛、天花粉；而五味子则可滋肺肾之阴并固精缩尿；甘草、糯米养胃生津，粉葛、麦冬还可清胃中燥热。由此可见，用叶天士的玉泉散治疗谢老的“上消”，真是再合适不过了。谢老病消渴多年，遍寻医药未效，终于遇到了对症的玉泉散，可谓久旱逢甘霖！

在临床上，我们见到糖尿病“上消”患者还是比较多的，采用玉泉散、消渴方、二冬汤等养阴清热、生津止渴的方药治疗常能取效。您可能会问：是不是这些方药有降血糖作用呢？我们不妨来看看玉泉散中一味药——天花粉。天花粉又称栝蒌根，味甘、苦，性微寒，功效养阴清热、润燥生津，是历来中医治疗消渴的主要药物，有“消渴神药”之称。但是您可能没有想到，动物实验却未发现该药具有降血糖的作用。实际上，中医治疗糖尿病，并不是为降糖而降糖，关键还是针对患者的病因、病机、临床表现进行灵活的辨证论治，从整体上纠正患者的病理状态。无论中医降糖效果或有或无，或显或微，但它却往往能较好改善患者的症状，从整体上调节患者的身体状态。这就是中医的特色所在。

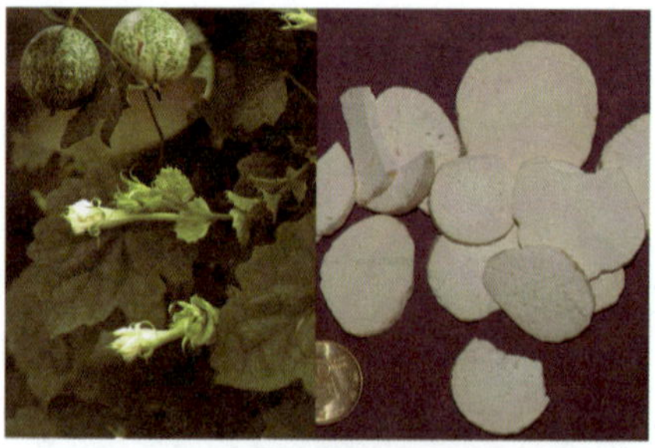
图 122　中药天花粉植株及药材

## 案例 2：肾气丸治下消——温肾亦治渴

通过上面谢老的病例，我们初步了解了“上消”的症状、病机和治疗。下面再看看《续名医类案》中所记载的下消的案例：明代名医陆养愚曾治一病者——两广制府陈公，该患者“年近古稀而多宠婢，且嗜酒。忽患口渴，茶饮不辍，而喜热恶凉，小便极多，夜尤甚……下身软弱，食减肌削……脉之浮按数大而虚，沉按更无力”。结合患者症状、脉象、年龄及不良生活习惯等，陆养愚认为病机在于“肾水衰竭”、“下元不足”，治疗当“温补在下焦”，于是摒弃了时医常用的生津润燥清凉之法，而采用温肾的金匮肾气丸为主，配合益智仁煎人参膏糊丸以及健脾益气的黄芪、升麻治疗，陈公很快“诸症全愈”。

下消者，病在下焦肾。患者除口渴多饮之外，其尿频尿多、尿甜或浑浊如脂等小便异常的情况较为突出，并可伴随腰膝酸软、男子阳痿、女子月经不调等肾虚症状。那么肾虚为什么会导致消渴呢？“肾主水”，人体水液代谢离不开肾的蒸腾气化作用。肾是生命的原动力，它如一团火，向上的热力推动人体生命活动。肾虚火力不足，不能蒸腾津液水气向上，上焦因得不到水液濡润，人就口渴、饮水不止；而下焦又因水液下趋而出现尿频尿多、夜尿尤甚。该病患陈公本已年老肾虚，反宠婢过度，更损肾精，从而导致了肾虚型消渴的发生。针对这样的病因病机，陆养愚采用了温肾的金匮肾气丸治疗而取效。

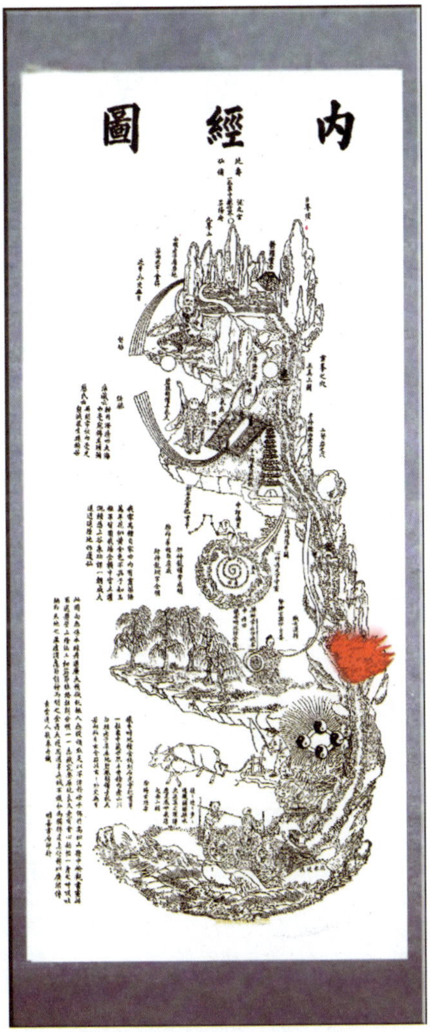

图 123 《内经图》

金匮肾气丸由炮附子、肉桂、熟地黄、山萸肉、怀山药、泽泻、茯苓、丹皮 8 味中药组成，又称“八味丸”，为东汉“医圣”张仲景所创立。张仲景《金匮要略》中说到：“男子消渴，以饮一斗，小便亦一斗，肾气丸主之”，开创了温肾法治疗消渴的先河。

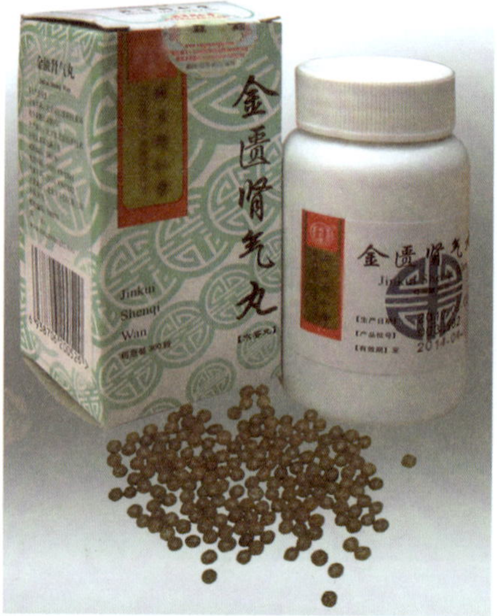


图 124　金匮肾气丸

明末清初名医喻嘉言称八味丸为治消渴之圣药，盛赞仲景此方“具通天手眼”。

尽管如此，中医治病讲究辨证论治，因此也并非肾气丸一方就能通治所有“下消”肾虚型糖尿病。大体来说，肾虚还有阴虚、阳虚之别：肾阴亏虚者，患者见尿频尿多，尿甜或浑浊如脂膏，伴有口干唇燥、腰膝酸软、头晕耳鸣、皮肤干燥等，此类患者适用六味地黄丸、左归丸、地黄饮子等滋阴补肾方药治疗；久病阴损及阳，肾阴阳两虚者，患者见小便频数，浑浊如脂，甚至饮一溲一，伴有腰膝酸软、四肢欠温、畏寒怕冷、阳痿或月经不调等，适用金匮肾气丸、右归丸、鹿茸丸一类的温阳补肾剂治疗。

### 案例 3：黄芪汤愈“绝症”——辨证乃根本

介绍了糖尿病“上消”、“下消”的病例，下面我们再看看一个治疗糖尿病及其并发症、让一代文豪起死回生的案例。

民国时期西学东渐，很多留洋回归的学子推崇新文化，对西医深信不疑，对中医却嗤之以鼻，胡适正是其中的代表之一。然而后来有一件事，却让胡适对中医刮目相看。1920 年（民国九年），胡适患糖尿病，并发慢性肾炎、心血管病，日趋严重，当时尚未发明胰岛素，西医束手无策，于是给他宣判了死刑，交代家人预备后事。朋友劝他不妨延请中医诊治。胡适说：“中医治病无科学依据，不足凭也，何况西医也已束手。”后来几经劝说，胡适抱着姑妄一试的态度求诊于京城名医陆仲安先生。陆先生诊后说：“此病当饮以黄芪汤，如不效，唯我是问。”于是开处了方药，以大剂量黄芪、党参为主，配合白术、黄精、地黄、玄参、玉竹、石斛、泽泻等药加减，自 1920 年 11 月 18 日初诊，至 1921 年 2 月 21 日止，共调治 3 个月，胡适的“绝症”霍然而愈。从此，胡适对中医改变了看法。胡适在著名文人林琴南先生为陆老所绘的《秋室研经图》上，亲笔题了一篇文字：“……

我对陆仲安先生佩服和感激完全和林先生一样。我去年秋间得病，我的朋友学西医的，或说是心脏病，或说是肾脏病，他们用的药虽也有点功效，但总不能完全治好。后来幸得马幼渔先生介绍我给陆先生诊看，陆先生有时也曾用过黄芪十两、党参六两，很多人看了摇头吐舌，但我的病竟全好了……我的病颇引起西医的注意，现在已有人想把黄芪化验出来，看它的成分究竟是些甚么，何以有这样大的功效，如果化验的结果能使世界医药界渐渐了解中国药的真价值，这岂不是陆先生的大贡献吗……民国十年三月三十日胡适（签字及印）”。

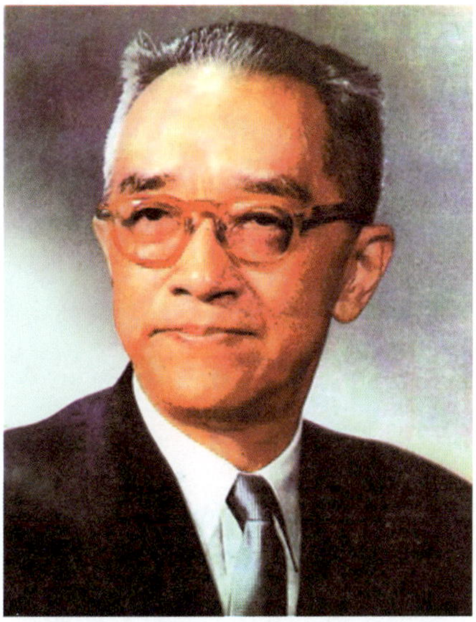

图 125　胡适

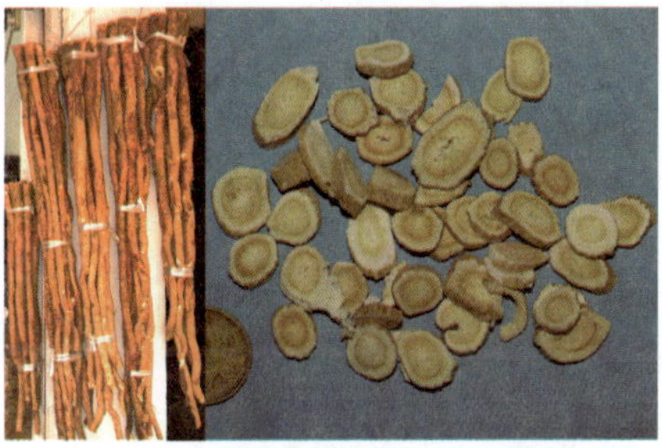

图 126　益气补中良药——黄芪

我们知道，糖尿病曾被世界卫生组织称为“不死的癌症”。实际上，患糖尿病本身并不可怕，可怕的是它的并发症。久患糖尿病会导致眼、肾、神经、血管和心脏等组织器官的慢性并发症，以致最终发生失明、尿毒症、脑中风、心肌梗死等，最后危及生命。当前糖尿病已成为继恶性肿瘤、心脑血管病之后威胁人体健康、致残、致死的第三大杀手，糖尿病及其并发症的治疗是国际医学界的一大难题。然而本病例中，名医陆仲安老先生却仅用 3 个月时间，以简单几味中药，让糖尿病并发慢性肾炎、心血管病的胡适起死回生，足见中医疗效之神奇。虽然现代药理研究发现，上述陆老所用药物多有降血糖功效，但恐怕这并不是中医疗效发挥的根源所在。正如上面所讲的，中医并不为降糖而降糖，关键还在于“辨证论治”——胡适先生当时之“证”，乃气阴两虚，以气虚为主，病位在心、肾、脾，因此陆老重用大剂量黄芪、党参益气养心，辅以黄精、地黄、玄参、石斛滋阴益肾，佐以白术、泽泻健脾利湿，从而取得显著疗效。

通过上面几个典型病例，中医治疗糖尿病的特色和疗效可窥见一斑。中医对糖尿病多以“三消”分治，我们通过案例1和案例2分别介绍了上消、下消的症状、病机和常用治疗方药。此外还有中消，以多食善饥、形体消瘦、大便干结为主要表现，多是胃热炽盛所致，治疗上常采用清胃泄热的方药治疗如玉女煎、凉膈散及通腑泄热的调胃承气汤、增液承气汤等。清代名医程国彭在《医学心悟 · 三消》很精辟地概括中医治疗糖尿病的基本大法：“治上消者，宜润其肺，兼清其胃；治中消者，宜清其胃，兼滋其肾；治下消者，宜滋其肾，兼补其肺。”

案例3涉及了糖尿病及其并发症的治疗。实际上，关于糖尿病并发症的治疗，中医除了讲究“辨证论治”之外，也“辨病论治”。中医认为，糖尿病神经、血管病变，多是久病之后脏腑虚弱、功能失调，导致痰湿、血瘀结聚。因此，治疗上重视益气补肾、化痰利湿和活血化瘀。在具体治疗手段上，除了内服药物汤剂外，还有外敷、针灸等丰富的治疗手段。尤其对于糖尿病神经病变，针灸治疗更是受到了人们越来越多的关注。

## 从“富贵病”说糖尿病防治

我们都知道，糖尿病是一种“富贵病”。为什么说它是“富贵病”呢？有人很精辟地总结糖尿病的3大病因：一是吃出来的，就是饮食和肥胖惹的祸；二是郁出来的，即长期情绪紧张、精神压力大或心情抑郁引起的；三是年老脏腑亏虚导致的。其实，糖尿病这3大病因或多或少都与“富贵”有关，而糖尿病的防治也与纠正“富贵”伴随的种种不良饮食、生活习惯密不可分。

### 吃出来的糖尿病

您一定不知道吧，风靡于现代社会的“富贵病”的叫法，在2000多年前的《黄帝内经》中就能找到它的原型。《内经》说：“凡治消瘅、仆击、偏枯、痿厥，气满发逆，肥贵人，则膏粱之疾也。”（《素问 · 通评虚实论》）还有：“此肥美之所发也，此人必数食甘美而多肥也……转为消渴”（《素问 · 奇病论》）。《内经》指出，糖尿病、中风此类疾病，多数发于肥胖富贵之人，这些人平时肥甘厚味的东西吃得太多。实际上，我们在生活中也有这样的体验：在以前，我们周围的糖尿病患者并不是很多，而到了现在周围的糖尿病患者怎么突然多了起来？固然有卫生医疗事业的进步、人们对健康的重视这些原因存在，但更关键的因素恐怕还在于物质生活的改善。想想现在鱼肉有余甚至不少人天天大吃大喝的生活，再对比以前温饱都不能保证的日子，可谓天壤之别。

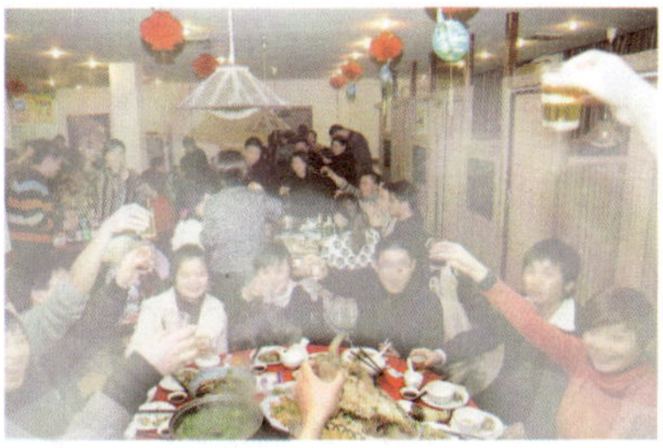

图 127　现代物质生活水平明显提高，鱼肉有余

《内经》中还强调肥胖与糖尿病的密切联系，指出肥胖者易发糖尿病，这又与现代医学的观点不谋而合。现代医学认为，多食容易引起肥胖，肥胖后逐渐产生代谢综合征（以中心性肥胖为核心，合并血糖、血压、血脂升高），再接着就是糖尿病、高血压、冠心病、中风……一位美国外科学者曾介绍过这么一个有趣的病例：有个大胖子，原本有高血压、糖尿病、高脂血症，由于得了十二指肠溃疡就把胃大部分切除，谁知一年以后，不仅告别巨肥进入正常体重行列，而且血压、血糖、血脂也奇迹般地恢复正常了。很明显，胃大部分切除后，胃的容量就大大减少了，食量明显减少了，因此原本由于过量饮食所带来的一系列问题也就不知不觉消失了。

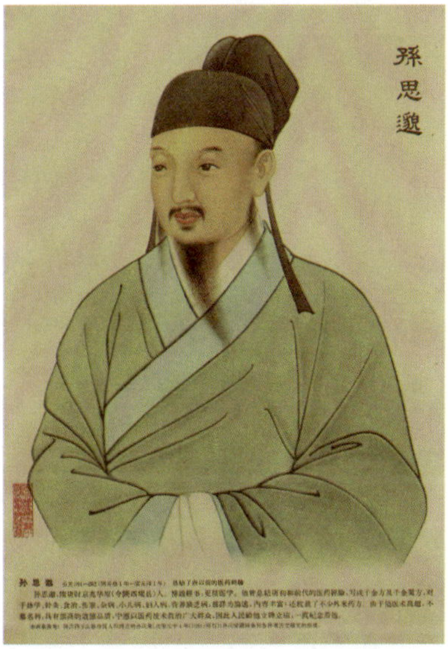


图 128　“药王”孙思邈，最早提出控制饮食治疗糖尿病

人们说“胖人是吃出来的，糖尿病也是吃出来的”。早在中国初唐时期，伟大医药学家孙思邈就提出通过饮食控制糖尿病，也是世界上提出此疗法的第一人。晚唐著名医家王焘在《外台秘要》中也明确提出糖尿病要限制米、面、肉食、水果等。其实无论中医西医，也无论是从糖尿病的防或治，节制饮食都是共同强调的重要措施。

除控制饮食之外，体育疗法也是减肥和防治糖尿病的有效方法。现在我们对糖尿病患者常提的一句话就是“管住嘴，迈开腿”。在这一点上，老一辈无产阶级革命家邓颖超同志给我们树立了光辉的榜样。1960 年 9 月 18 日《人民日报》发表了邓颖超的文章《用革命的精神战胜疾病》，文中介绍了她采用体育疗法治疗糖尿病的经过：“1953 年我得了糖尿病，检查结果血糖 200 毫克%，尿糖 (+4)，病情的确不轻。一般的治疗方法就是控制饮食、禁止吃糖和药物治疗。但这只能控制病情的发展，不能根治。我虽严格控制饮食和吃糖，但病并没有好。我就追踪研究根治的方法。我在一位专家论糖尿病的论文中找到了病因和治疗的方法。他指出糖尿病病人 80% ~ 90% 都是由肥胖引起。我当时的体重，超过正常体重很多。根源从这里来，我就从这里治疗。从此，我就做自己的医生，我除控制饮食、严禁吃糖外，每天饭前饭后坚持按规定步行，没有一次间断，连续做了 6 个月，体重显著减轻，我的糖尿病症状也随之逐渐减轻终于完全消失了。近几年来我的血糖逐步恢复正常。”

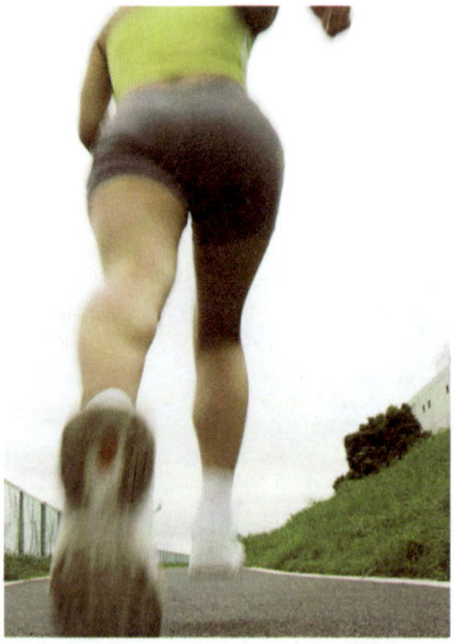

图 129　体育锻炼有助于控制血糖

中医说“肥人多痰湿”，而通过体育运动可以使人体气血流通，痰湿一类的病理产物也就容易代谢掉了。早在隋朝的时候，我国著名医家巢元方在《诸病源候论》中指出：消渴病人应“先行一百二十步，多者千步，然后食之。”这应该是世界上最早提出体育疗法治疗糖尿病的记载了，比西方学者 Tohn Brown 的观点要早千余年。

## 郁出来的糖尿病

伴随着现代物质文明的发展，人们的工作、生活节奏也越来越快，而由此带来的精神压力也对我们的健康产生了严重的威胁。现代社会糖尿病之所以越来越多，除了上面所说的饮食、肥胖因素之外，不良的精神情志刺激也是不可忽视的因素。清代名医叶天士指出：“心境愁郁，内火自燃，乃消症大病”（《临证指南医案 · 三消》）。现在我们周围有很多人，饮食还好，谈不上过于肥甘厚味，但是呢，精神压力非常大。大家都知道，流水不腐，户枢不蠹。一直处在这种情志郁滞状态的话，身体内气血不能正常地流动，郁久化热，体内的代谢跟着也渐渐出问题了。所以说，现在有一种糖尿病，不是吃出来的，而是郁出来的，是长期抑郁、烦躁而在体内化成一种致“消”致“渴”的内热。在《宋元明清名医类案续编》中就记载了这样一则病例：清代名医叶天士治疗一位上消患者，该病患因为“操心太过，刻不宁静”，结果“心移热于肺”，导致上消“渴饮不解”。叶天士运用了心理疗法，让他把注意力转移到栽花种竹上，之后服药才奏效。

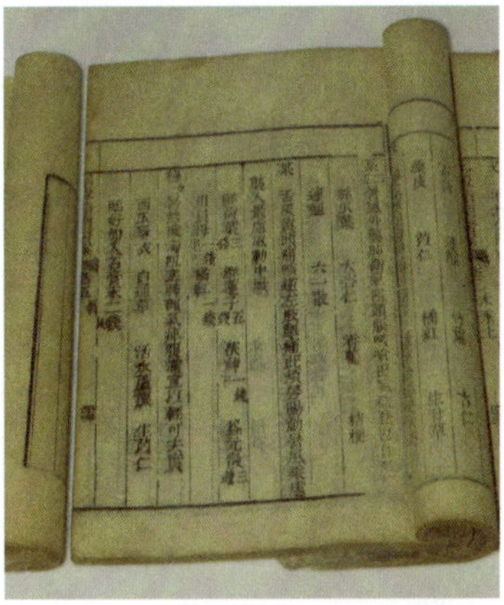

图 130 叶天士《临证指南医案》书影

## 脏腑亏虚与糖尿病

前不久与一位朋友谈论“富贵病”，他问我：“‘富贵病’这个名词是什么时候提出来的？你对‘富贵病’如何理解？”我哑然，心想这“富贵病”不就是富贵人容易得的病吗，无非是物质生活惹的祸，大鱼大肉惹的祸，好逸恶劳惹的祸。朋友说他另有想法。他说解放前我国的人均寿命还不到 50 岁，现在人的寿命显著延长了，一系列“富贵病”也出来了。为什么呢？富贵病也与年龄、寿命长短有关。想想古代生活和卫生条件都较差，人的寿命更短，那些得消渴一类“富贵病”的人，就多是物质生活较好能活得长久一些的人了。如今我们也可以看到，多数的“富贵病”，比如占糖尿病 95% 的 2 型糖尿病、高血压、中风等，都多发于老年人，因此也被列入老年病范畴。

人随着年龄的增长，五脏六腑会逐渐受损、亏虚，尤其是肾脏亏虚。肾虚是糖尿病发生的重要机理之一，这在前面的内容中我们也大概了解了。人的肾精如同油灯里的油，它随着年龄衰老就会日渐燃烧消耗，我们要想长生保命，要想减少年老多病的困扰，就要懂得爱惜肾精，不过度房劳，不透支身体。

歌诀：

糖尿病非病糖尿，血糖升降在胰岛。

中医治糖非降糖，辨证论治消渴消。

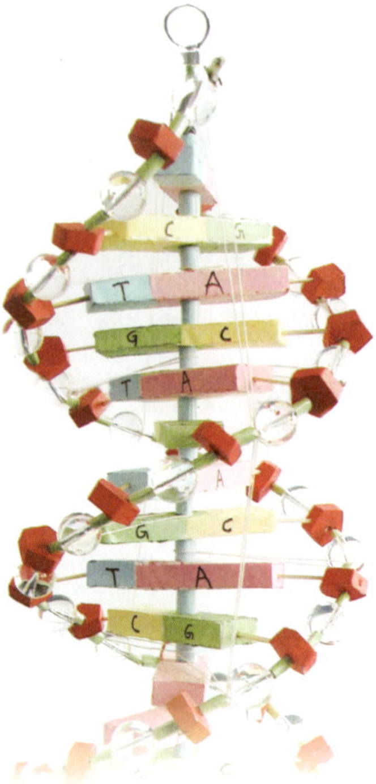

# 新世纪的第一杀手

## ——恶性肿瘤

8

人类的脚步伴随着高新科技迈进了21世纪，人类疾病谱也在悄悄地发生着变化：恶性肿瘤对人类健康和生命的危害更加嚣张，成为新世纪的“第一杀手”。恶性肿瘤是如何产生的？癌症因何可怕？现代医学放化疗的副作用依然令人望而生畏，那么我们能否从古博的中医学中找到新的希望？下面我们就一起来解开一个个谜团……

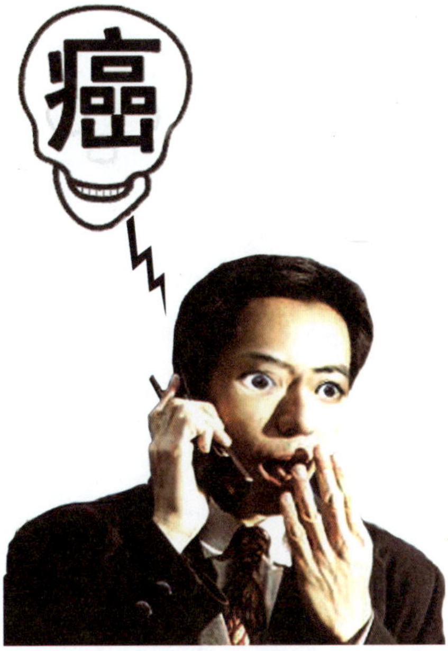


图131　闻癌色变

## 癌症离我们有多远

我们的生活，无时无刻不受到疾病的困扰。感冒、胃痛、高血压、糖尿病等病症，可能曾经或正在困扰着我们的亲人、朋友甚或我们自己。也许由于这些疾病的司空见惯，也许是现代医疗水平的提高，面对这些疾病，人们不再感到惶恐。然而，有一种疾病，不少人仍然闻之色变、视之如魔，那就是——恶性肿瘤。即“癌症”。

也许，人们只知道癌魔的可怕，却不曾料想它已悄悄地侵入我们的生活。有多少人，昨天还过着如沐春风的幸福日子；有多少人，昨天还为着生计名利疲于奔命，然而今天却变成了癌魔的阶下囚。看看昔日光彩照人的演艺界明星，赵丽蓉、沈殿霞、罗文、傅彪、陈晓旭、梅艳芳、黄霑、李媛媛……都被癌症夺走了光辉的生命。

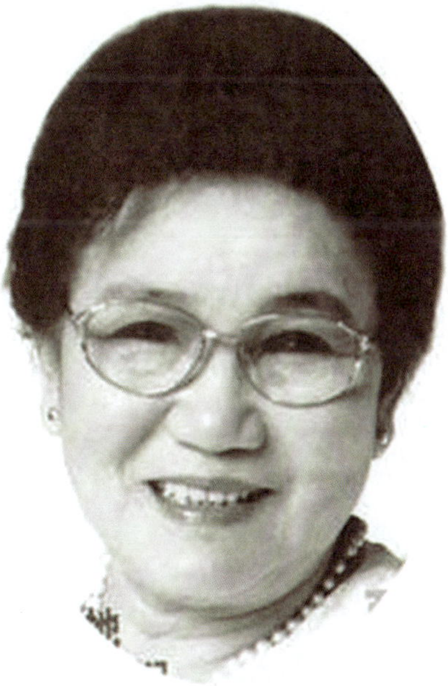

图132　著名表演艺术家赵丽蓉因肺癌去世

林丽珠教授是国内肿瘤学界有名的专家，有一次她这样感叹说：“我平日工作中诊治无数癌症病人不说，下班在家时亲友的咨询电话也是不断，有时一个晚上就连续听到几个亲友患癌的坏消息。得了癌症的人，或是亲戚，或是朋友，或是过去的同事，癌症已成为常见病、慢性病了！”

再看看下面的统计数字，更是令人震惊。2005 年 5 月 25 日第五十八届世界卫生大会指出：全世界的癌症负荷沉重并不断增加，全世界有 2000 多万癌症患者，每年有 700 多万人死于本病。2008 年 1 月，世界卫生组织举行的一个研讨会上，专家警告说，到 2020 年全球每年的癌症死亡人数可能将增加 1 倍左右，未来 10 年中可能会有约 8400 万人死于癌症。2008 年 5 月，世界卫生组织在其最新公布的报告中明确指出，以恶性肿瘤（癌症）、心血管疾病以及糖尿病等为代表的非传染性疾病正在成为人类最为致命的“杀手”。其中，癌症列于首位。

在我国，恶性肿瘤同样来势汹涌，癌症的发病率和死亡率呈明显上升趋势：20 世纪 70 年代初，我国的癌症发病人数 90 万，死亡 70 万；90 年代初，发病人数增至 160 万，死亡 130 万；2000 年，发病人数约 200 万，占世界总数的 1/5，死亡人数 150 万，占世界总数的 1/4。专家统计，目前我国居民每死亡 5 人中，即有 1 人死于癌症。

## 揭开癌症的神秘面纱

您对癌症了解多少？“癌”到底是什么？癌细胞是如何产生的？癌症可怕之处在哪儿？下面，就让我们一起来揭开癌症的神秘面纱。

### 了解“肿瘤”家族

说起癌症，人们就自然而然地联想到几个字眼：癌，癌症，肿瘤，恶性肿瘤，肉瘤等。然而，对这几个名词，人们又常常丈二和尚摸不着头脑。那么，肿瘤是不是癌症？癌症是否等于恶性肿瘤？肉瘤和癌有什么不一样？

先从“肿瘤”说起。肿瘤是一个大“家族”，凡是人体上生长的肿物都统称为肿瘤。人的身上，表里内外，除头发、指甲外，任何部位都可发生肿瘤。“肿瘤”

家族中，根据对人体危害轻重的不同，分为良性肿瘤和恶性肿瘤两大派别。前者如脂肪瘤、乳腺纤维瘤、子宫肌瘤等，都是它的成员；后者依据不同的“血统”，又分两大分支：源于上皮组织“血统”的，称为“癌”，例如胃癌、肝癌、乳腺癌、皮肤癌等；来自中胚层组织“血统”的，称“肉瘤”，如骨肉瘤、纤维肉瘤、子宫平滑肌肉瘤等。而我们平时所说的“癌症”，则是一切恶性肿瘤的统称。

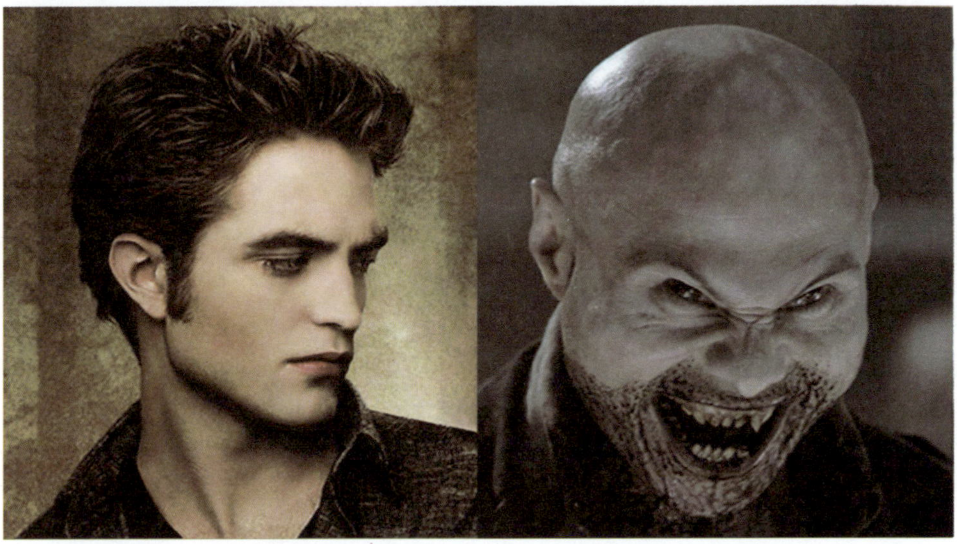

《暮光之城》中对人类没有威胁的吸血鬼——“良性魔鬼”

《三十极夜》中专杀人类的活死人——“恶性魔鬼”

图 133　良性肿瘤与恶性肿瘤形象类比

我们可以为“肿瘤”家族画一个“族谱”：

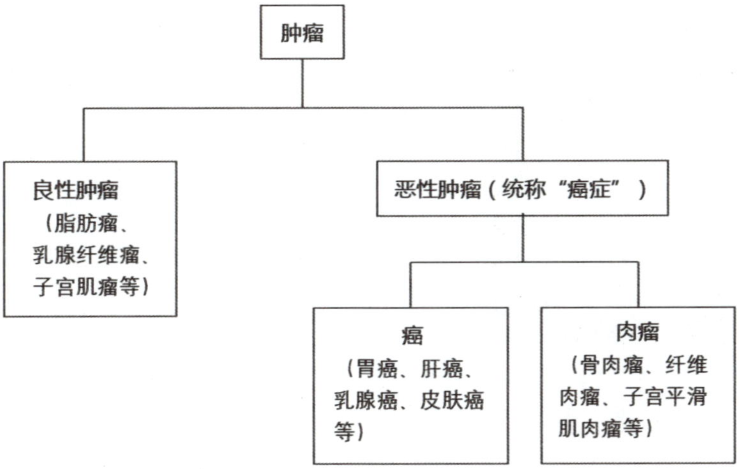

## 恶性肿瘤——野蛮的侵略者

上面谈到，肿瘤家族内部分良性肿瘤和恶性肿瘤两大派别。两大派别的成员无论从外表上，还是从内在里，都有着明显的差异。

良性肿瘤多数“体表”光滑，外有包膜包裹，质地柔软，生长缓慢，切除后多不复发。它们虽是生长于体内的“异族分子”，却多数能安守本分，规矩地就地安居，很少四处扩张，一般不危及人的性命。当然，良性肿瘤中也有凶狠的，它们多生长在人体的要害部位，从而对生命构成威胁，如气管肿瘤引起呼吸困难、颅内良性肿瘤导致颅内压增高、内分泌腺体上的肿瘤造成人体代谢紊乱和生理功能异常等。此外，在某些不良因子的诱导下，某些良性肿瘤也会变坏，加入到恶性肿瘤族系中。

恶性肿瘤禀性野蛮，相貌丑陋，它们多赤身裸体，外无包膜包裹，表面粗糙，质地坚硬；它们生长迅速，且极具侵略性，不甘于安居一处，总要想方设法向外扩张，不仅会侵入周围的器官、组织，还常常通过人体的血液、淋巴等管道到身体各处建立“海外殖民地”。恶性肿瘤之所以可怕，就在于它不断膨胀的扩张欲望和野蛮的侵略行为。它可以把整个身体都变成它的殖民地，从而对身体造成全面的消耗和广泛的破坏，并最终置人于死地。恶性肿瘤生性顽劣，生命力顽强，它们常常趁人不备就在周围组织甚至身体各处埋下毒根，所以即使把它切除了，不久之后，它还可能在原位死灰复燃，或转移至身体其他部位继续张牙舞爪。

有时我们会在报刊、杂志或电视等媒体上看到一些与恶性肿瘤相关的标志，上面多数有一只螃蟹。不难理解，螃蟹坚硬盘刺的外壳、张开爪钳四处扩张的形态，很形象地把恶性肿瘤的形态和浸润生长、侵略扩张的特性表现了出来。有趣的是，假如我们翻开英汉词典，还会发现：癌症、恶性肿瘤的英文“cancer”、“carcinoma”另一个意义便是“螃蟹”。实际上，早在古希腊，“医学之父”希波克拉底（Hippocrates，公元前460——370年）就认识到，恶性肿瘤与螃蟹在形态、

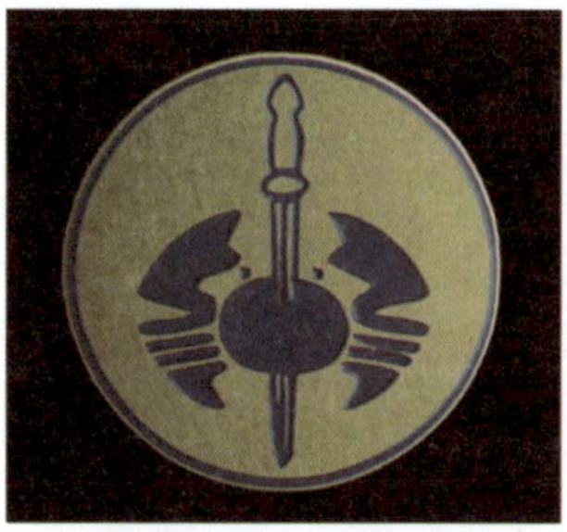

图134　带螃蟹的恶性肿瘤相关标志——国际抗癌联盟（UICC）的标志

行为上的相似点，于是就直接采用“螃蟹”的希腊语“carcinos”和“carcinoma”来命名肿瘤。再后来，学者塞尔苏斯（Celsus）又将“carcinos”翻译成拉丁文的“cancer”（在拉丁文中也是“螃蟹”之意）。因此，本义是“螃蟹”的“cancer”、“carcinoma”，又有了新的意义——“癌症”、“恶性肿瘤”。

## 叛逆的癌细胞

恶性肿瘤是如何产生的呢？首先我们要了解一下人体的构成。形象地说，人体犹如一个“细胞国家”，由数千亿万个细胞组成，细胞的种类非常多，可是个个识大体，顾大局，分工协作，条条有序。人体内每个细胞含有23对染色体。DNA分子的双螺旋结构缠绕每一对染色体，构成生命的基因图谱。我们的染色体有数百万不同的信息，它告诉我们的机体应该怎样生长，发挥怎样的功能及怎样行动。通常情况下，这些基因正常发挥功能，并传递正确的信息。由于基因各尽其职发挥其应有的功能，使我们的机体拥有良好的健康状况。但是基因数量之多，以及其保存和传递的信息之巨大，是我们无法想像的。当每一次细胞分裂，染色体自身复制，就可能有很多次出错的机会，这些出现在复制过程中或因外在因素损伤所致的绝大多数“错误”，能被机体自身修复。但有时在细胞分裂过程中确实出现了错误——变异，改变了一个或更多的基因。变异的基因传递错误的信息，至少有一条信息与其应该传递的不同。一个细胞开始迅速生长，一次又一次的倍增后，就形成一种称作“癌”的肿块。这种叛逆的细胞就是“癌细胞”，所以说“癌”就是由身体细胞异常增生的结果。

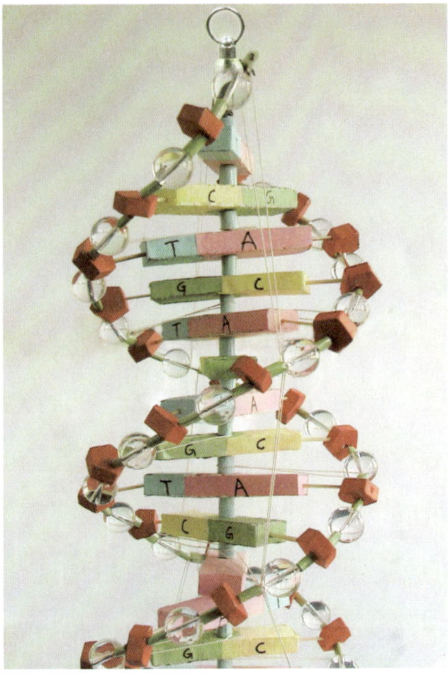

图135　DNA双螺旋结构模型

# 中医说“癌”

距今3500多年以前的殷商时代，中国文字中就开始有了关于肿瘤的记载。此后，在人们罹患疾病并与之斗争的过程中，在历代医家的实践积累中，中医肿瘤学逐渐地孕育、发展，至今形成了一门成熟的学科。那么，产生于远古华夏民族的中医学，对于癌症的认识与现代医学会有怎样的不同呢？

## 耐人寻味的病名

翻开中医古籍，不难发现，中医肿瘤的命名名目繁多，耐人寻味。诸如肿疡、瘤、癥瘕、积聚、噎膈、胃反、恶疮、失荣、岩、癌等疾患中，或直接指肿瘤，或与肿瘤有关。

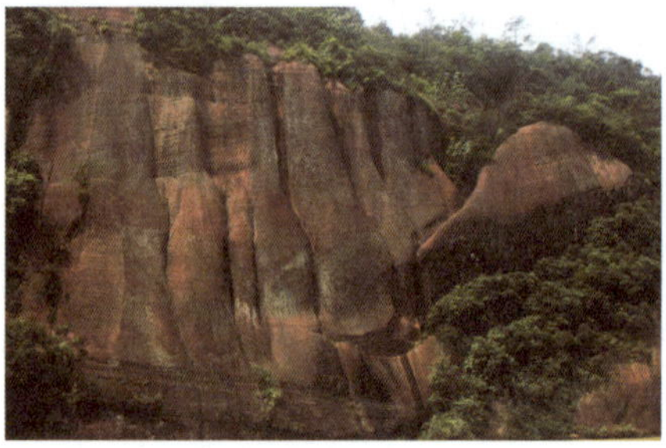

图136　肿瘤像岩石一样顽固

“瘤”字最早见于殷墟甲骨文，该字由“疒”和“留”组成，表明当时的人们已认识到肿瘤“留聚不去”的特点。再来看看这个“癌”字，它由“疒”和“嵒”组成，“嵒”读作“yan”，它是岩石的“岩”的另一种写法。为什么会用到这个“嵒”字呢？古人认识到，有一种肿物，外形质地如岩石般坚硬凹凸，其毒根深植于体内，难以根治，如同岩石一样顽固。后来，人们将“嵒”字加上病字头，即成为“癌”字。

“失荣”之名，也是相当形象。它相当于甲状腺癌以及转移到颈部淋巴结的癌肿，这种病多生在颈部与耳朵前后，起初形状如同栗子，早期没有寒热疼痛，以后逐渐出现疼痛、溃破、流血水，清代高秉钧在《疡科心得集》中说，因为这种病的后期，人体外表失去光泽荣华，“如树木之失于荣华，枝枯皮焦，故名也。”

再如“噎膈”与“反胃”，则是根据疾病的症状来命名。噎膈是指食管噎塞不通畅，包括了食管痉挛与食管肿瘤等。“胃反”，也称“反胃”，张仲景描写其症状为“朝食暮吐，暮食朝吐，宿谷不化”，这种症状的发生，很大部分是由于胃肠道溃疡或肿瘤造成的梗阻所致。

中医肿瘤的命名，也涉及到良、恶性肿瘤的鉴别。如《难经》中就提出了：“积者，阴也，故沉而伏，五脏所生，其始发有常处，其痛不离积部，肿块上下有所始终，左右有所穷处，死不治。聚者，阳气也，阳浮而动，六腑所生，其始发无根本，其痛无常处，可移动，虽困可治。”一般而言，“瘤”字，在早期的中医古籍中多是对良、恶性肿瘤的统称，后来的书籍中多专指良性肿瘤；“瘕”、“聚”多指良性肿瘤；而“岩”、“癌”、“癥”、“积”则主要是指恶性肿瘤。

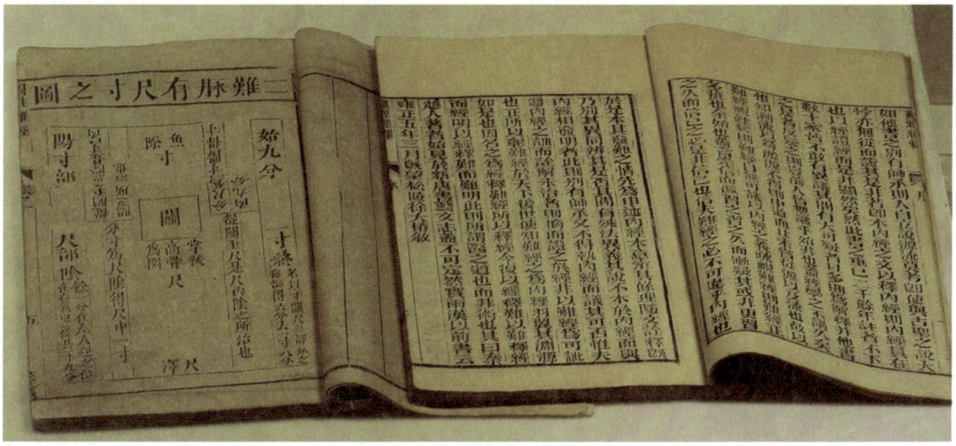

图 137 《难经》书影

## 正邪相争论病机

《医宗必读 · 积聚》说：“积之成也，正气不足，而后邪气踞之。”言简意赅，道出了恶性肿瘤产生的机理：在机体正气不足的基础上，邪气侵入体内并结聚成毒。那么，“正气”和“邪气”在这里指的是什么呢？

在前面的感冒病篇中，我们曾简单谈及“正气”和“邪气”的问题。用现代的话讲，所谓“正气”就是机体内在的一种抗病能力。它与人的体质有关，也包括遗传方面的因素。正气的强弱与疾病的发生有着密切的联系。《内经》指出“正气存内，邪不可干”，意思就是说人体内有着足够的正气，外面的邪气就不容易侵入体内而产生疾病。反过来说就是，机体正气不够（体质虚弱）了，外面的邪气就有机可乘，人就容易生病。感冒如此，肿瘤疾病的产生也是同理。

于恶性肿瘤而言，“邪气”又称“邪毒”，它有两个含义：外界之邪和内生之邪。“外界之邪”指环境中的致癌因素。大至不良的气候和地理环境，小至工作、生活环境中所接触的烟草、油烟、汽车尾气、工业制剂，腐烂、腌烤食物中黄曲霉素、亚硝胺等，再小至某些病毒的传播和感染，都可以成为侵害人体，导致癌肿的“邪毒”。这些环境中的致癌因素，长期作用于人体，留滞于体内，最终导致癌肿的产生。正如《诸病源候论·积聚病诸候》说：“诸脏受邪，初未能成积聚，留滞不去，乃成积聚。”

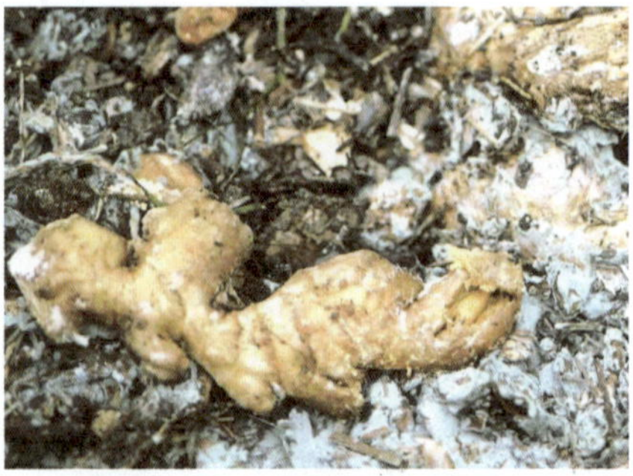

图 138　发霉腐烂物容易致癌

“内生之邪”也即身体内的不良病理产物，如痰、湿、瘀、热毒等。谈及肿瘤产生的病机，就不得不提及以下几大病理因素：气滞、血瘀、痰湿、热毒。我们在前面的心绞痛、慢性胃炎等篇中已介绍过气滞、血瘀、痰湿，这里主要谈谈“热毒”。热毒是影响恶性肿瘤发病的一类独特的因素。所谓“热”，是与“寒”相对而言的；“毒”说明它不同于一般的病邪。恶性肿瘤病情险恶，肿瘤溃破流出血水，渗出分泌液腥臭难闻，疮口难以愈合，历代医家称之为“恶疮”、“毒物”，就是认为是体内有邪毒滞留，日久化热所导致。

中医认为，恶性肿瘤是在机体整体正气不足的基础上，气滞、血瘀、痰湿、热毒共同胶结于局部而形成的病理积块。

## 抗击癌魔——我的生命我主宰

### 病急切莫乱投医——恰当选择治疗方法

关于癌症的治疗，目前有放疗、化疗、手术治疗、介入治疗、中医药治疗、生物治疗等多种治疗方法。但是在众多治疗方法面前，大多数的癌症患者或其家属却常常感到手足无措。不时有患者或者患者家属提出这样的问题：是否一发现肿瘤就一刀切？同是乳腺癌，医生为什么建议有人先做手术，有人先做化疗？术后又有人需要放疗，有人则须服用内分泌治疗药物？还有，化疗太辛苦了，是否可以改用中医药治疗？等等。实际上，任何一种治疗方法都有优点和缺点，都有一定的适用范围。在治疗上，常常要根据肿瘤的不同类型、不同分期、既往治疗情况，以及患者的全身状况等，来选择恰当的治疗方法，或多种治疗方法配合，或先或后，或主或辅。

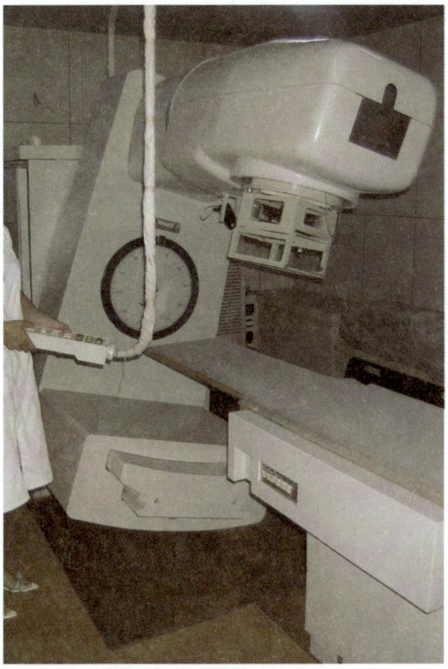

图 139　钴放疗机

手术、放疗、化疗，是现代医学治疗癌症的三大手段，它们各有特点和适应证。手术治疗是利用外科手段进行局部癌瘤的切除，它是早期癌瘤和某些中期肿瘤的首选治疗方法，可以明显提高患者的存活率。然而，对于晚期肿瘤患者、全身性肿瘤如白血病患者、年老体弱不能承受手术的患者等，就不得不寻求其他治疗方法了。而且，由于肿瘤疾病的隐匿性，多数患者发现时已是中晚期了，早已失去了手术治疗的机会。

放疗，即放射疗法的简称，又称“电疗”。它主要是通过高强度的射线照射癌瘤来杀死癌细胞或抑制癌细胞的生长、繁殖和扩散。然而，放疗在扼杀肿瘤细胞的同时，也常常损害到周围正常的组织细胞，如引起反射性肺炎、皮炎等。此外，它也属于局部疗法的一种，也就不得不受到肿瘤分期的限制，并且也只有部分肿瘤是对放疗敏感的，如鼻咽癌、宫颈癌等。

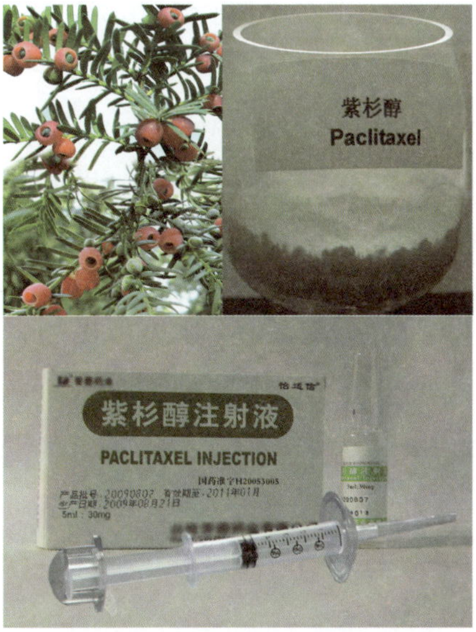


图 140　化疗药物——紫杉醇

化疗，也就是化学疗法。它与手术、放疗不同，它是一种全身性的治疗手段。它通过化学药物作用于细胞生长繁殖的不同环节来抑制或杀灭肿瘤细胞，主要针对的是已全身扩散的晚期肿瘤患者。因此，它常常作为晚期癌症的主要治疗方法之一。然而，化学药物的副作用，如恶心、呕吐、腹泻、疲乏、脱发、血细胞减少等化疗反应，常常令患者苦不堪言。

同理，现代医学的其他疗法，如介入治疗、热疗、生物治疗等疗法，同样有着这样那样的不足或局限。因此，越来越多的癌症患者逐渐转向求助于中医药治疗。那么，究竟中医治疗恶性肿瘤能够达到怎样的疗效呢？它能否如患者所期待的那样“药到病除”呢？还是像某些西医师所认为的那样，仅仅是一种姑息疗法甚至只是心理安慰呢？

## 扶正抗癌——独特的中医药疗法

我们的祖先从远古时期就开始同病魔进行不屈不挠的抗争，并在斗争的实践中不断积累经验。与癌魔的抗争也如是。数千年来，随着中医学对恶性肿瘤的认识不断深化，在恶性肿瘤的治疗上已形成了一套独特的理论，并积累了丰富的经验。

目前，中医药在恶性肿瘤的治疗中发挥着越来越重要的作用。中医药治疗不受到肿瘤分期的限制，不论病属早期、中期，抑或晚期，它都可以介入到治疗中去。一方面，它与手术、放疗、化疗配合，可以最大限度地减轻以上疗法给机体带来的损伤和患者的种种不适；另一方面，中医药本身就是一种独特的抗癌方法，它既能扶正培本，提高机体防病抗癌的能力，同时又有直接的抗癌抑癌功效。大量的临床实践和研究结果告诉我们：中医药治疗在改善癌症患者临床症状、提高生存质量、拮抗放化疗毒副作用以及延长生存期等方面，具有很好的疗效。它给所有的癌症患者，尤其是那些惨遭多次放化疗折磨、被西医判了“死刑”的晚期癌症患者，带来了生的希望和勇气。

### 整体调节，带瘤生存

下面就涉及到一个问题：中医药究竟是如何治疗恶性肿瘤的？与西医其他疗法相比，它的治疗特色又在哪里呢？

《晏子使楚》中有一个关于“水土不服”的例子：柑橘原本生长于淮南，倘若把它移栽到淮北，结出来的果实就不再是又大又甜的柑橘，而是又小又苦的“枳”了。可见，对植物而言，一个良好或者说适宜的生长环境是相当重要的。人的生命活动也如是。如果把人体内的大环境比作培育万物的土壤，那么，恶性肿瘤就

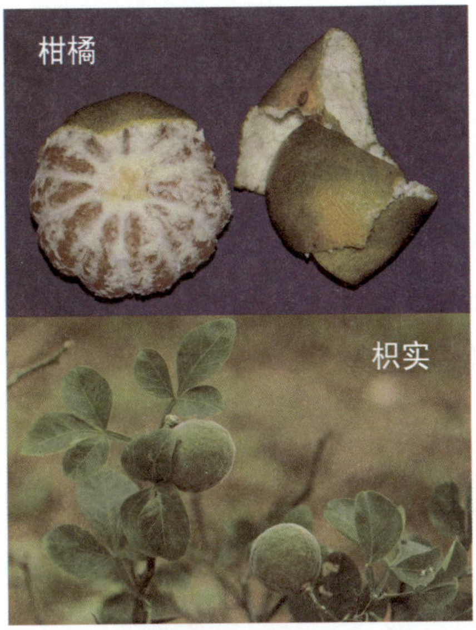

图 141　柑橘与枳实

是不良水土环境中结出来的“枳”。

前面介绍了西医的手术、放疗、化疗等，不难理解，手术就是摘掉肿瘤这颗“枳”，放疗、化疗则等于给坏了的果实或者果树喷上药物，使“枳”枯萎凋落。然而，不论这三种方法如何的高明，他们所针对的始终是已经坏了的果实，说到底都是落入了“治标不治本”的窠臼。

中医则不然，它善于换位思考，寻根究源：果实坏了是怎么回事？归根结底是栽种的土壤不好啊。生长环境不改善，摘掉第一个“枳”，还会长出第二个、第三个……既然这样，与其处理已经坏了的果实，不如着力改善它的水土环境。我们说中医治病的特点是“整体调节”，治疗肿瘤的特点是“带瘤生存”，就是这样的道理。中医着眼于人体内部环境的改善，充分调动体内各种积极的因素，从而起到抑制肿瘤生长和扩散的作用。因此，在阐述关于中西医治病理念的不同上，有人一针见血地提出：西医治“病”，中医治“人”。

### 扶正驱邪，改善人体内环境

接下来就是中医如何改善人体内环境的问题了。

先来检查一下这个内环境到底哪里不对劲了，然后才能“对症下药”。在本章的前半部分，我们提到：“恶性肿瘤的产生，是在机体整体正气不足的基础上，气滞、血瘀、痰湿、热毒共同胶结于局部而形成的病理积块。”不难理解，正气不足、气滞血瘀、痰湿凝聚、热毒内蕴，实际上就是恶性肿瘤生长的温床。那么，如何改善这个“畸形”的内环境呢？中医提出了“扶正”与“驱邪”相结合的治疗法则。

所谓扶正，就是扶助机体正气。一方面，它针对了“正气亏虚”这一肿瘤发生的病理基础；另一方面，正气健旺了，体质增强了，自然也就增强了机体防病抗癌的能力。从广义上说，人身体内的“正气”有阴、阳、气、血之分。我们所谓的“正虚”，可能是阴、阳、气、血中某一方面的不足，也可能是某两者、某三者，乃至全部的亏虚。因此，治疗上，要根据阴、阳、气、血的不足情况有针对性地“扶正”：如阴虚补阴，气虚补气，阴阳两虚则滋阴温阳，气血两亏则益气补血等。

“邪”与“正”相对，是对机体不利的因素，包括了上面所说的“气滞”、“血瘀”、“痰湿”、“热毒”等。“驱邪”就是将不良因素赶出体外。具体言之，气滞便要行气使之畅顺，血瘀便要活血化瘀，痰湿结聚就得化痰祛湿，热毒内蕴则需清热解毒……道理就是这么简单。

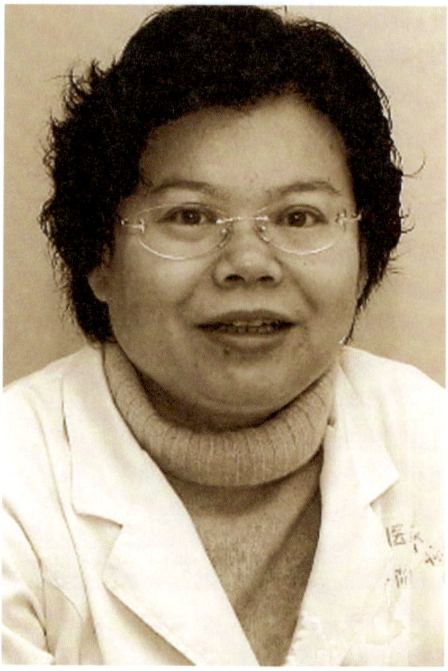

图 142　著名中医肿瘤专家林丽珠

本书第一作者、广州中医药大学第一附属医院大肿瘤科主任林丽珠教授对肿瘤治疗很有心得，下面，选择一个林丽珠医案看看中医是如何对付可怕的癌症的。

容某，男，67 岁，2005 年 10 月 6 日初诊。

主诉：反复上腹部胀痛不适 2 年余。

患者 2003 年 4 月因上腹部胀满不适在江门中心医院就诊，行上腹部 CT 确诊为原发性肝癌，肿瘤大小约 3cm × 3cm。遂于 2003 年 4 月上旬行右肝癌非规则性手术切除，术后给予口服替加氟（FT−207）及左旋咪唑治疗半年。2005 年 9 月外院复查上腹部 CT 提示肝内转移，遂行肝脏介入治疗，术后查 AFP（甲胎蛋白，肝癌特征性指标） 44.35Mg/L。2005 年 10 月转至我院中西医结合治疗。症见：精神疲倦，胃脘部胀痛不适，偶有口干口苦，纳眠可，大小便调。舌瘀暗，苔薄白，脉弦滑。

诊断：中医诊断　肝癌病——肝热血瘀证

　　　西医诊断　原发性肝癌术后介入术后复发

治疗以清肝解毒，祛瘀消癥为法，汤药处方：

柴胡，白芍，枳壳，土鳖虫，苦参，桃仁，八月札，山慈菇，半枝莲，牡丹皮，虎杖，甘草（药量略去）。水煎服，日一剂，翻渣煎服。

……

三诊：2006年3月28日。复查AFP（－）。现患者胃纳欠佳，余无明显不适，夜眠可，二便调，舌红苔白滑，脉弦细。辨证：肝热血瘀，肝盛犯脾，治以清肝健脾，祛瘀消癥。处方：党参，白术，云苓，薏苡仁，女贞子，桃仁，茜根，八月札，山慈姑，五味子，露蜂房，甘草（药量略去）。水煎服，日一剂。

此后患者坚持门诊复诊，中医以清肝健脾、祛瘀消癥为法，随证加减。2006年11月复查AFP 185.8Mg/L，PET－CT示："肝癌术后，肝内转移"，遂行肝内肿物射频消融术，术后恢复良好，继续坚持中医药治疗。此后患者每月复查肝功能，每3个月复查肿瘤指标，均未见明显异常。最近于2011年4月1日外院查肿瘤相关抗原指标：AFP、CA19－9、CEA等均阴性。

肝癌是一种恶性程度很高的肿瘤，其侵袭性强，易转移，病情进展快而治疗难度大，预后差，人称"癌中之王"。医案中患者于2003年发现肝癌并行手术，2005年、2006年二度发现肝内转移并行介入术和射频消融术，之后一直坚持中医药治疗，病情稳定。患者自发现肝癌至今8年，现生活如常人，治疗效果显著。

初诊时，患者为原发性肝癌术后介入术后复发，针对其肝脏热毒、血瘀结聚而成癥积的病机特点，处方以四逆散（柴胡、白芍、枳壳、甘草）、八月札等疏肝理气；半枝莲、苦参、虎杖等清肝解毒；土鳖、桃仁、丹皮、山慈菇等活血祛瘀、消癥散结。诸药合用，共奏清肝解毒、祛瘀消癥之效。至三诊时，患者肝脏热毒、血瘀等实邪渐减（表现为口干口苦症状消失、舌由瘀暗转红等），而脾气虚弱、肝阴亏耗之虚象显现（肝病日久，肝木克伐脾土致脾气虚弱，故胃口不佳；肝脏热毒伤阴耗液致肝阴亏虚，患者表现为舌红、脉弦细等），因此处方酌减疏肝清肝、活血祛瘀之品，加"四君子"（党参、白术、云苓、甘草）、薏苡仁等健脾益气，女贞子、五味子等滋养肝阴，共奏清肝健脾、祛瘀消癥之效。此后患者一直坚持门诊中医药治疗，林丽珠教授以此法则为基础，随证

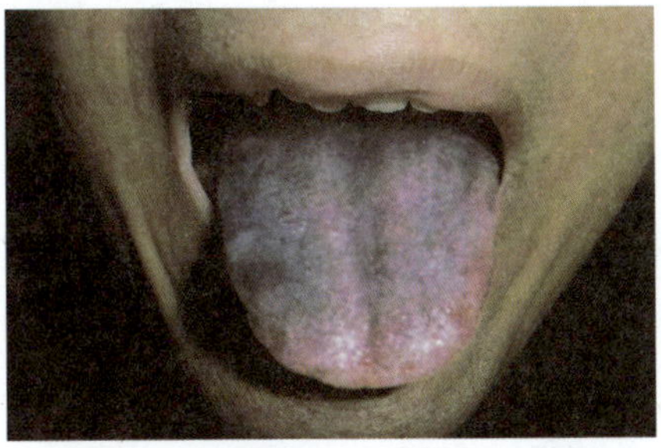

图143　癌症患者常见舌象——瘀血舌

加减用药，效果良好。

中医药疗法着重于调整人体内环境，灵活掌握病证特点攻补兼施，对于稳定病情、延长生存期和改善症状、提高患者生活质量均具有重要的意义。

## 多样化的治疗手段

癌症的治疗，现代医学有手术、放疗、化疗、介入、热疗、生物治疗等方法，中医药也有内服、外治、针灸等丰富多样的治疗手段。

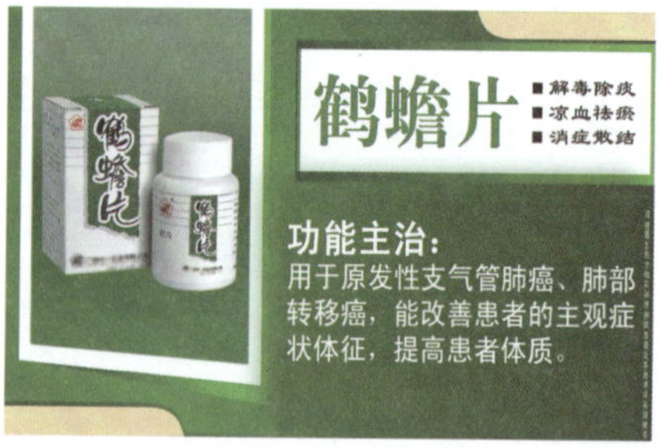


图 144 鹤蟾片

内服中药有汤、丸、散、片等不同剂型。汤剂用药灵活，便于根据患者的病情变化及时调整药物和用量，是内服中药最常用的剂型。药丸、药散、药片多数成分固定，有各自的适应证，如鹤蟾片主要用治原发性支气管肺癌和肺部转移癌等，它们方便长期服用或外出携带，是重要的辅助用药。

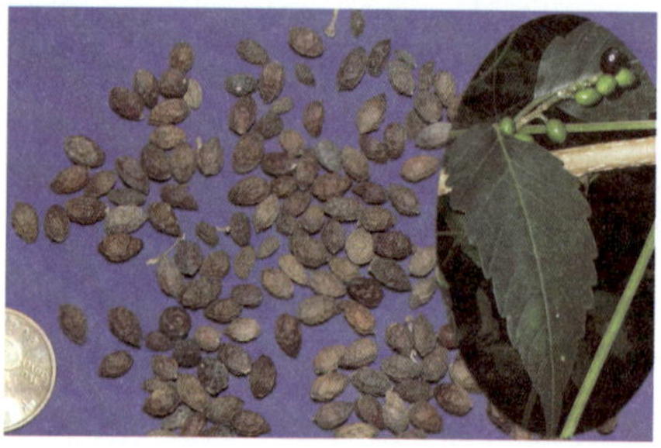

图 145 鸦胆子（清热解毒药物，外用可腐蚀赘疣）

中医治疗肿瘤，也有用外科手术的。《晋书·景帝纪》里说到：“初，景帝目有瘤疾，使医割之。”这是最早明确记录采用开刀切除眼部肿瘤的病例。再如 1575 年李梴在《医学入门》中，也记载了用利刀切除脂肪瘤的治法。除此之外，还有熏洗、敷贴等颇具特色的外治方法。对于长在体表的肿瘤，以前的中医会采用一些腐蚀性的药物如鸦胆子进行敷贴，使瘤子脱落；癌肿疼痛，可以在体表贴敷解毒镇痛药物如徐长卿、黄柏、冰片等；晚期肿瘤溃破流脓血，可以在其表面撒上硫磺、白及等化腐止血药物等。

再如针灸，它是中医学的一支奇葩。它在控制癌痛方面具有很好的疗效，镇痛时间长，又不像西药易成瘾，目前已在临床广泛应用。此外，对于化疗后的恶心、呕吐、食欲不振、疲乏等，针灸治疗也有明显的疗效。笔者以前在肿瘤科临床实习时，有一次就碰到一位化疗后恶心、呕吐的患者，当时应用止吐西药很快就耐药了，一直没能改善患者的恶心及呕吐症状。后来我想到了针灸治疗，简单选择了足三里、内关、丰隆、太冲几个常用止呕穴位电针治疗，没想到患者的恶心、呕吐症状很快便缓解了，并渐渐有了食欲，家属都惊叹针灸的神效。之后，患者住院期间，每当出现类似消化道症状，家属都来找我治疗，甚至后来还颇有诚意地提出要跟我学习针灸。

## 做生命的强者——“癌”的再解读

2006年4月，中央电视台《中华医药》节目播出“阻击癌症，把握生命健康”系列节目，节目中一位叫姜寅生的嘉宾向人们讲述了他的抗癌历程以及在此过程中他对于“癌”的全新解读。

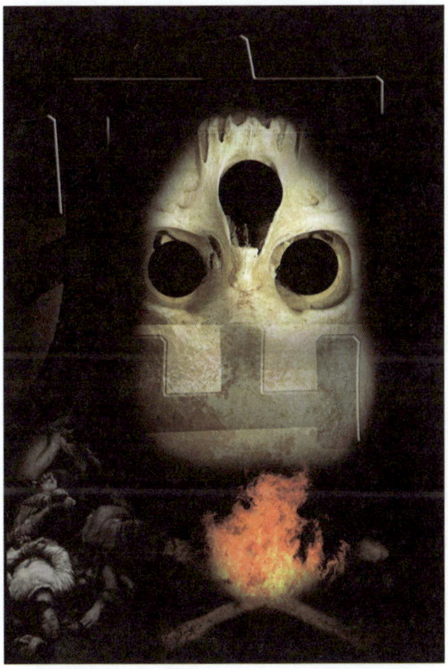

图146 “癌”给人可怕的感觉

故事要从9年前说起。当时50岁的姜寅生家庭美满，事业蒸蒸日上，但是一个突如其来的诊断打破了他平静幸福的生活——姜寅生因大便变形、便血到医院就诊，谁知最后竟通过病理活检确诊患了结肠癌！闻“癌”而色变，最初姜寅生对于癌症的感受和一般人并无两样。他说道，“（癌）一个病字旁，中间三个口，底下一个山。从电视里有时候看见，这个癌字写得都是黑黑的底色，然后一个大黑体字，然后那个癌字个大有裂纹，忽然慢慢往前胀，胀胀胀，咣！爆炸了。好像得了癌，非得是这个后果一样非死不可。所以看见这个癌字，你的恐惧心理是不由自主的。”

经历了抗癌过程的三次生死考验、走过了9年抗癌生涯之后，姜寅生比以往任何时候都更加热爱生活、珍惜健康。他生活丰富多彩，在家里挥毫泼墨，巧制丹青，或是拿上相机，去公园为妻子拍照。对于“癌”，他又有了新的注解。他说道，（癌）上面是个品字，下面是个“山”字，就是提醒癌症患者要品味山的性格，品味山的本质，要像大山一样从来高昂着头，从来不弯腰，九千个雷霆也击不跨它。他还认为，山所具有的稳定性，也是值得每一个癌症患者学习的，那就是得病以后不能慌乱，要稳定自己的情绪，找到科学的抗癌方法。

从最初的闻“癌”色变，到对“癌”字的全新解读，姜寅生用自己的亲身经历告诉我们，癌症并不等于死亡，除了及早发现、科学治疗之外，积极的心态和顽强的信念对于战胜癌症是至关重要！“阳光总在风雨后”，在这里我们也衷心地希望所有正在和癌症顽强抗争的朋友们，不要恐惧，不言放弃，相信风雨过后是彩虹！

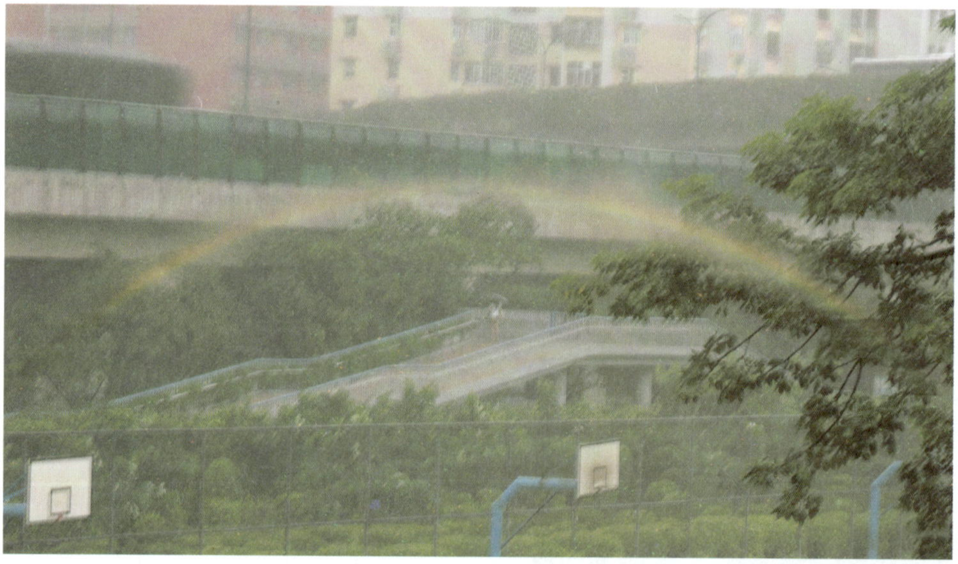

图 147　雨后彩虹

歌诀：

恶性肿瘤顽如岩，正气亏虚邪毒踞。

扶正抗癌治标本，带瘤生存何畏惧！